Filhotes

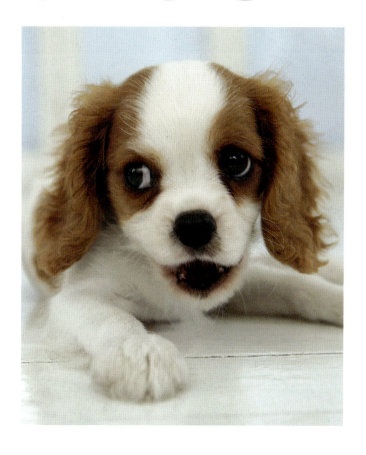

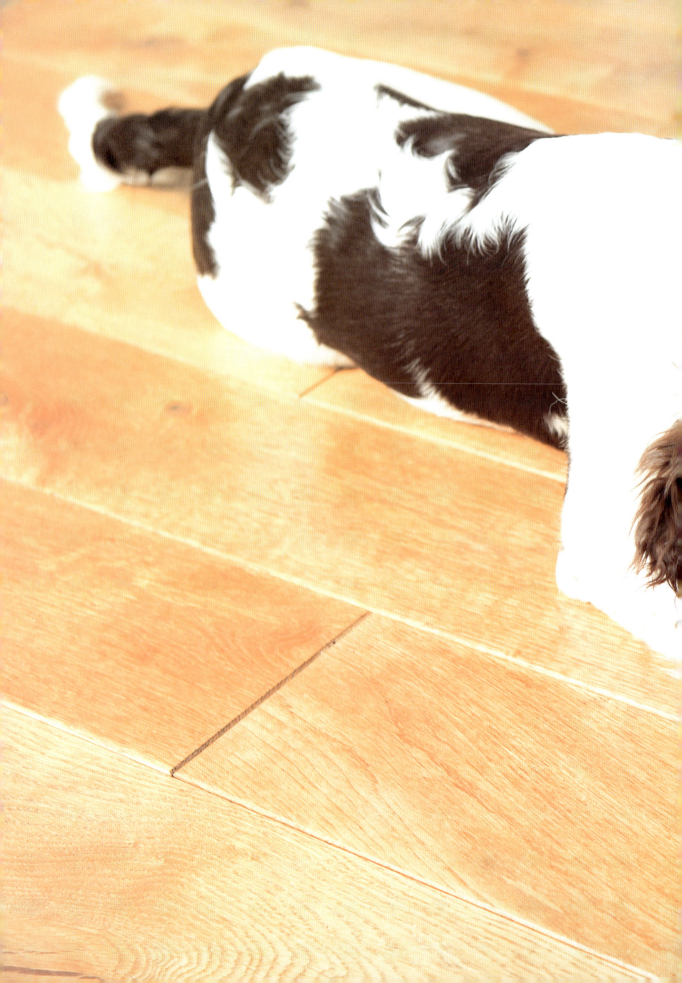

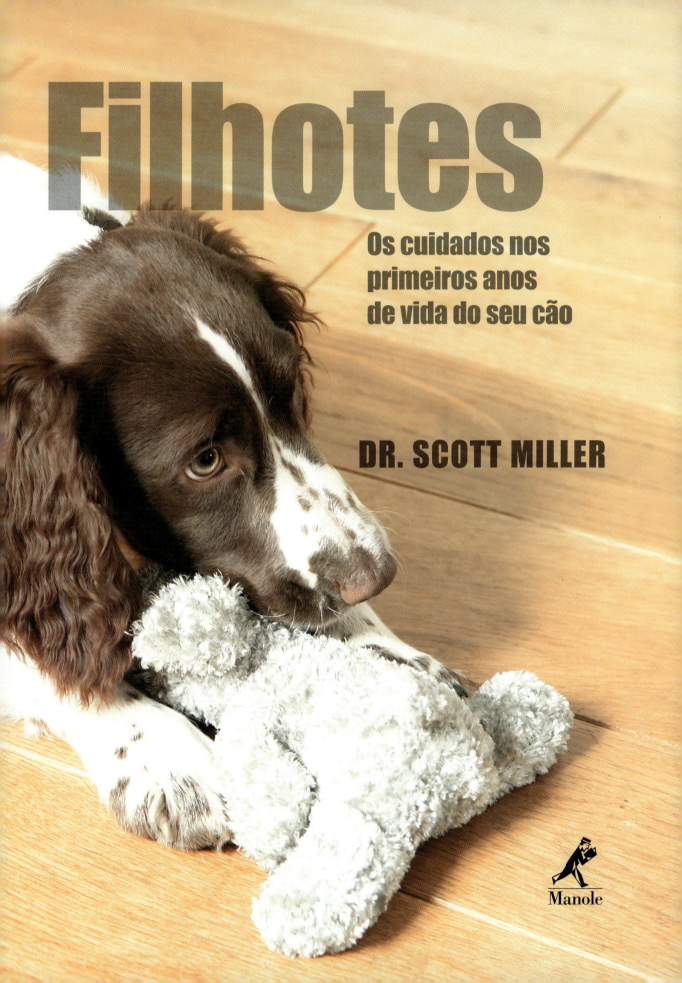

Filhotes

Os cuidados nos primeiros anos de vida do seu cão

DR. SCOTT MILLER

Manole

1ª edição publicada na Grã-Bretanha em 2007, sob o título *Puppy Parenting*, pela Hamlyn, um selo da Octopus Publishing Group Ltd
2–4 Heron Quays, Docklands, London E14 4JP

Copyright © Octopus Publishing Group Ltd 2007
Text copyright © Dr. Scott Miller 2007
Tradução: Fabiana Buassaly
Preparação e revisão: Depto. Editorial da Editora Manole
Editoração Eletrônica: Depto. Editorial da Editora Manole

As orientações contidas neste livro são fornecidas apenas como informações genéricas. Tais orientações não são necessariamente específicas para casos individuais e, portanto, não substituem a consulta e a orientação fornecidas por um médico veterinário para cada caso em particular. A Editora Manole não se responsabiliza por qualquer conseqüência resultante do uso dessas informações ou da confiança depositada nos dados contidos aqui.

Nenhum cão sofreu qualquer tipo de dano durante a elaboração deste livro.

A menos que as informações fornecidas neste livro sejam especificamente direcionadas a cadelas, os cães são mencionados em todo o livro como machos. As informações são igualmente aplicáveis tanto a machos como a fêmeas, a menos que se especifique o contrário.

Todos os direitos reservados.
Nenhuma parte deste livro poderá ser reproduzida, por qualquer processo, sem a permissão expressa dos editores.
É proibida a reprodução por xerox.

1ª edição brasileira – 2008

Direitos adquiridos pela:
Editora Manole Ltda.
Avenida Ceci, 672 – Tamboré
06460-120 – Barueri – SP – Brasil
Tel.: (11) 4196-6000
Fax: (11) 4196-6021
www.manole.com.br
info@manole.com.br

Impresso na China
Printed in China

Dados Internacionais de Catalogação na Publicação (CIP)
(Câmara Brasileira do Livro, SP, Brasil)

Miller, Scott
Filhotes: os cuidados nos primeiros anos de vida do seu cão / Scott Miller; tradução Fabiana Buassaly. – Barueri, SP: Manole, 2008.

Título original: Puppy parenting.
ISBN 978-85-204-2754-5

1. Cães 2. Cães – Criação 3. Cães – Cuidados I. Título.

08-00824   CDD-636.7082

Índices para catálogo sistemático:
1. Cães: Criação 636.7082

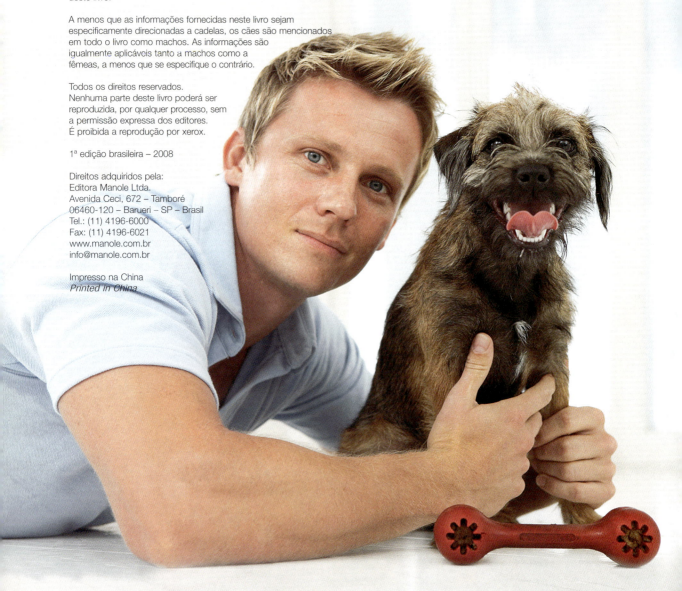

Sumário

6 **Introdução**

8 **O dono em potencial**

24 **Preparando-se para a adoção**

36 **O veterinário**

44 **Trazendo seu filhote para casa**

62 **De 8 a 11 semanas**

74 **De 12 a 15 semanas**

86 **De 16 a 19 semanas**

94 **De 20 a 24 semanas**

102 **Dos 6 meses em diante**

112 **Solução de problemas**

136 **"Doente pra cachorro"**

158 **Índice remissivo**

160 **Agradecimentos**

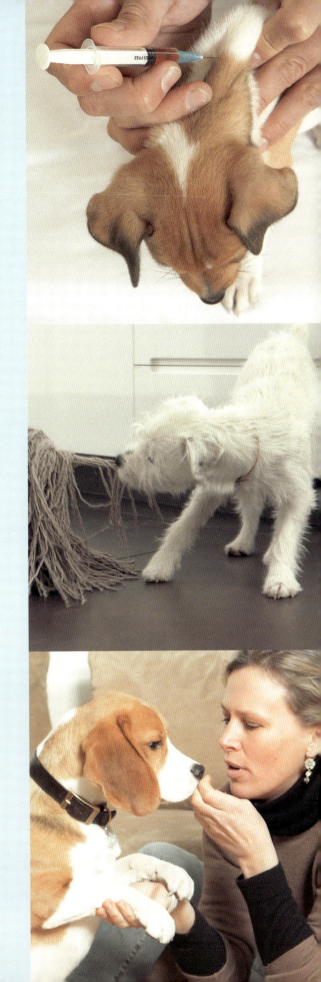

Introdução

Após alguns anos enfadonhos sem um cão em minha vida, Betty entrou em cena, trazendo vida, exuberância e, acima de tudo, alegria. Além de ser um prazer, vê-la crescer me ensinou muito sobre como ser um veterinário e um criador de filhote.

As lições aprendidas e a experiência adquirida nesta gratificante e às vezes desafiadora jornada que foi acompanhar o crescimento de Betty inspiraram-me a escrever este livro. Por meio de conselhos simples e práticos, espero que o livro seja esclarecedor e didático sem ditar regras e estimule sem intimidar; além disso, há um guia mês-a-mês em que constam as medidas a serem tomadas conforme o seu filhote cresce. Ao longo do livro, essas orientações são complementadas por trechos do diário de Betty que fornecem episódios ilustrativos da minha experiência pessoal. Eles provam que todos nós (inclusive um veterinário!) podemos cometer erros, mas que podemos aprender com eles, aprimorando nossa paciência e compreensão até nos tornarmos bons "pais" de filhotes. Por todo o livro, o leitor também encontrará respostas a todas as questões freqüentes sobre criação de filhotes, bem como explicações de "crenças antigas" — as histórias e os mitos sobre cães que, algumas vezes, estão muito longe da realidade.

COMPANHEIRO PERFEITO DO FILHOTE

Com, atualmente, mais de 5 milhões de cães de estimação no Reino Unido e 73 milhões nos Estados Unidos, fica evidente que os cães estão mais populares do que nunca. Desde o microscópico Chihuahua até o Schnauzer gigante, há cães com formas e portes variados para se adequar a qualquer tipo de dono. De pelagem curta ou longa, de apartamento ou de fazenda, dóceis ou independentes, os cães foram reproduzidos de forma variada para se adequarem a quase todas as exigências dos donos.

Mas, antes de mais nada, por que é que sentimos a necessidade de ter um cão? Os cães fazem barulho, ocupam nosso tempo tão valioso, soltam pêlos e podem destruir a nossa casa. A resposta é simples: porque eles nos oferecem amor incondicional. Também são assunto para conversa, nos estimulam a sair de casa e nos proporcionam infinita alegria. São nossos companheiros e nos protegem, além de estreitarem os laços familiares, representando uma fonte de entusiasmo, um interesse comum e uma válvula de escape para nossas emoções.

Está comprovado que a presença de um cão em casa e no ambiente de trabalho diminui o estresse e melhora o prognóstico de pessoas que sofrem de depressão. Os cães de companhia também ajudam a desenvolver a responsabilidade nas crianças, ensinando-as a compreender os animais, nos estimulam a praticar exercícios e nos ensinam a compartilhar. Desde os primeiros meses, quando ainda é filhote, e por toda a vida, os cães mantêm um padrão de comportamento semelhante ao de uma criança, o que coloca para fora o nosso lado de "mãe/pai", tentando assegurar que nossa afeição por eles jamais diminua.

Qualquer pai ou mãe lhe dirá que é melhor prevenir do que remediar, e criar um cãozinho não é diferente. Poucos acontecimentos mudarão sua vida de forma tão marcante como ser dono de um cão. Os conselhos contidos neste livro irão prepará-lo para o seu novo papel de dono, garantindo que o seu filhote se torne um companheiro bem-ajustado, saudável e leal, oferecendo a você um amor capaz de durar a vida inteira.

Dr Scott

▶ O amor entre mim e Betty só aumenta, o que nos dá motivos de sobra para pular de alegria todos os dias.

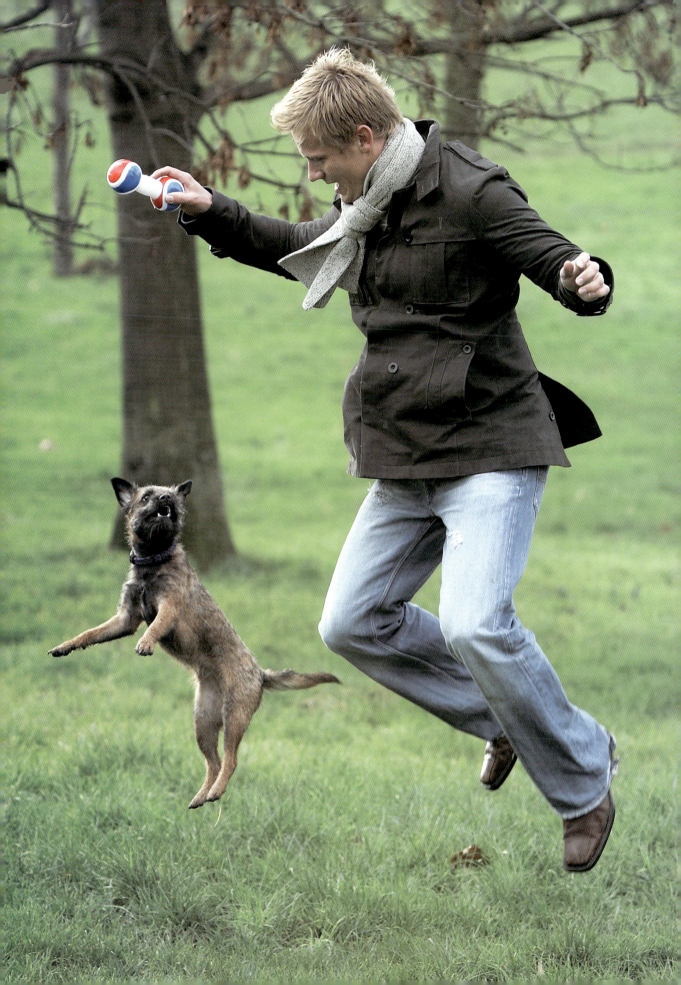

O dono em potencial
Questões iniciais

É preciso refletir sobre alguns aspectos antes de adotar um cãozinho, pois adquirir uma "pequena bola de pêlos" por impulso pode acabar sendo péssimo tanto para o dono como para o animal. O ambiente, o saldo bancário, a personalidade, os companheiros humanos, os outros animais da casa e o tempo livre são elementos cruciais a serem levados em consideração. Este capítulo irá mostrar o caminho para se escolher o filhote certo, garantindo uma combinação mais que perfeita.

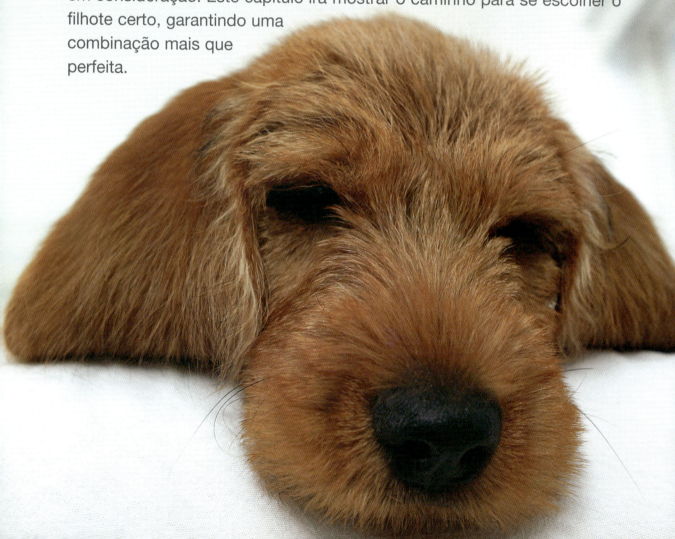

DEVO TER UM CÃO?
Reflita
Apesar de inegavelmente lindos e encantadores, os cachorrinhos dão muito trabalho e a decisão de possuir um não deve ser tomada de modo inconseqüente. Ele será um futuro parceiro na vida do dono, não devendo, portanto, ser adquirido como um item da moda ou por impulso repentino. Se a idéia de recolher fezes, desembaraçar pêlos, ter seus sapatos mastigados e levar o cão para passear não importa qual seja o clima não lhe agradar nem um pouco, você não se encaixa no perfil de dono. Mas se você já levou todos os onerosos deveres em consideração e tomou a decisão sabiamente, a escolha de dividir sua vida com um cão pode levar a uma das relações mais benéficas, duradouras e maravilhosas que um ser humano pode experimentar.

Prós
- Amor incondicional
- Companheirismo
- Melhora na saúde física em geral
- Senso de responsabilidade nas crianças
- Aumento do interesse por atividades ao ar livre
- Oportunidade para conhecer outros donos de cães
- Redução nos níveis de estresse e ajuda ao lidar com a depressão

Contras
- Responsabilidade
- Custo
- Tempo

QUE TIPO DE CÃO É MELHOR PARA MIM?
Avalie sua condição
Os cães vivem em média 12 anos; dessa forma, o ônus está sobre você – o dono em potencial – em considerar com cautela suas circunstâncias pessoais em relação a todos os aspectos de cuidado exigidos por diferentes raças ou tipos de cães antes de escolher e adquirir um filhote. Os aspectos fundamentais que precisam ser avaliados incluem o ambiente doméstico, seus níveis de energia, bem como a disponibilidade de tempo e dinheiro para se gastar com um cão.

ADAPTANDO SUAS CIRCUNSTÂNCIAS
Seu ambiente
Considere o espaço disponível e relacione-o ao porte do cão. Por exemplo, um apartamento de um dormitório é um ambiente inadequado para um Wolfhound Irlandês, enquanto uma casa espaçosa no interior pode ser um desperdício para um Maltês Terrier.

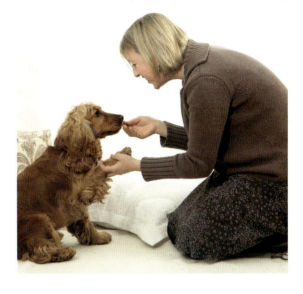

▲ Antes de dar as boas-vindas a um novo cão de companhia, pesquise o máximo que puder para encontrar a raça mais adequada a você.

Seu nível de energia
É improvável que isso se altere de forma significativa com um novo cão de companhia; então, seja honesto quanto ao seu nível de atividade física e escolha de acordo com ele. Um Border Collie é altamente enérgico e inteligente; assim, a aquisição de um cão dessa raça para lhe fazer companhia enquanto você assiste a TV certamente terminará em lágrimas. Por outro lado, se você quiser gastar muito tempo brincando em amplos espaços abertos, um Shi Tzu provavelmente o deixará brincando sozinho.

Seu fluxo de caixa
Não há dúvida de que um cão seja dispendioso, exigindo tratamentos veterinários e nutricionais contínuos ao menos com o mínimo indispensável. Certamente os cães de porte maior farão você gastar mais com alimentação e, por isso, esse fator deve ser levado em consideração.

Seu tempo
Algumas raças consomem menos tempo que outras em termos de embelezamento ou necessidades físicas. No entanto, qualquer cão tomará, em média, de 2 a 3 horas por dia de seu tempo e pode ser deixado sozinho por no máximo 4 horas. Qualquer animal de estimação exige cuidado e atenção. Portanto, se você não tiver tempo disponível, é melhor não adquirir um cão.

Dono em potencial
Curriculum

Nome: A N

Idade Adulto o suficiente para apreciar o compromisso vitalício ao adquirir um cão.
Sexo Qualquer pessoa se divertirá com o companheirismo que um cão pode proporcionar.
Altura e peso Esses fatores exercem pouca influência na escolha do filhote, contanto que ele seja bem treinado.
Estado civil e familiar Quanto mais, melhor; um filhote é um grande desafio para um dono solteiro com um esquema de horário fixo de trabalho. Os cônjuges e as crianças ajudam a dividir as responsabilidades e as recompensas.
Nacionalidade Todas as nações do mundo estão abertas aos cães e aos seus donos.
Formação Um conhecimento básico sobre os cuidados gerais é tudo o que se precisa; grande parte do aprendizado sobre a criação de um filhote é aperfeiçoada "na prática".
Ocupação Qualquer ocupação que disponibilize um período de tempo adequado a ser gasto com seu novo filhote sem longos períodos de ausência, quando o cão é deixado sozinho.
Nível de atividade O nível de atividade atual sempre aumentará assim que o cão for adquirido.
Traços de personalidade Paciente, responsável, digno de confiança, amável, diligente, dedicado, compreensível e gentil.
Queixas clínicas Alguns cães podem ter uma característica que exacerbe uma determinada condição; a troca excessiva de pêlos, por exemplo, pode agravar os sintomas de asma. Contudo, os cães também podem ajudar seus donos a lidar com certas queixas. Por exemplo, a posse de um cão pode auxiliar na recuperação de doenças e no combate de sentimentos de solidão e isolamento.
Outros interesses Se você gosta de manter um estilo de vida saudável e aprecia atividades externas, como passeios e exploração de campos, seu divertimento aumentará com um cão bem-comportado ao seu lado.

Filhote canino em potencial
Curriculum

Nome: K-9

Idade 8 semanas. Posso viver de 8-18 anos, sendo a média de 12-14 anos.
Sexo Os machos e as fêmeas podem variar em termos de porte e temperamento.
Altura e peso Varia de 7-102 cm de altura; 1-100 kg de peso.
Estados "civil" e familiar Sozinho a procura de amor e companhia.
Nacionalidade Originalmente do hemisfério norte, presumivelmente do Oriente Médio, há centenas de raças caninas de inúmeras nações.
Formação Você decide – Estou aberto a sugestões.
Ocupação Potencialmente habilidoso em atividades como caça e guarda, bem como em atividades esportivas e especializadas (como cães farejadores e cães-guias para deficientes visuais e auditivos).
Nível de atividade Alto como um filhote, o que pode ser estimado de acordo com o nível médio de atividade da minha raça.
Traços de personalidade Leal, carinhoso e honesto. Outros traços da personalidade podem vir dos pais e da raça.
Queixas clínicas De zero a muitas, dependendo das doenças individuais e específicas da raça.
Outros interesses Qualquer um que lhe interesse!

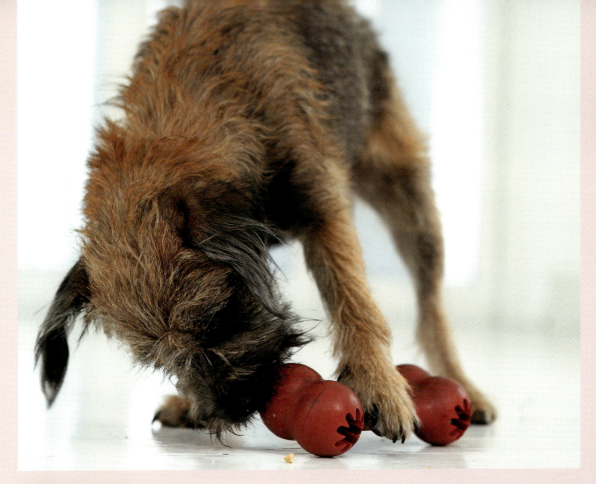

DIÁRIO DE BETTY
Visões de você

Por muito tempo, eu havia pensado em adquirir outro cão, mas estava apenas começando a me sentir preparado após a perda do meu antigo cão, um Bull Terrier Inglês chamado Zed, dois anos antes. Embora Zed tivesse sofrido nas mãos de seus antigos e negligentes donos, ele recuperou totalmente a saúde e se tornou um dos cães mais adoráveis e dóceis que se poderia imaginar. Muito bondoso com outros cães e crianças, ele era o orgulho de sua raça de má-fama, e sua morte causou profunda tristeza em toda família.

Era difícil aceitar a idéia de que outro cão seria mais especial do que meu Zed, mas finalmente acabei cedendo à possibilidade de trazer outro animal para casa. Pela primeira vez em minha vida, decidi adquirir um filhote, em vez de adotar cães mais maduros como havia feito no passado. Também decidi adquirir uma cadela, para completar o contraste com meu cão macho Zed. Como estava morando no centro de Londres e meu espaço externo era bem limitado, decidi escolher um cão de porte menor. Também pensei que seria uma boa idéia adquirir um cão com pêlo curto, já que não gosto muito de escovação.

Como veterinário, estou em contato com uma extraordinária variedade de raças que são levadas à clínica, onde trato dos animais muitas vezes em seus piores momentos, de estresse, medo ou dor. Sempre vi na raça Border Terrier pacientes exemplares, que aceitam tratamentos e ainda lambem seu rosto como forma de agradecimento. Esses cães são relativamente enérgicos, mas também gostam de descansar em casa – uma combinação que parecia perfeita. Por ser um rapaz muito ativo, gostei logo da idéia de que um terrier adestrado seria sociável com todos os tipos de pessoas e cães, apreciaria passeios e ficaria entretido nos parques.

Apesar de muito ocupado com meu trabalho, pensei racionalmente que seria capaz de levar minha nova responsabilidade à clínica e ao estúdio de TV e gastar longos períodos em casa com ela; dessa forma, eu tinha o tempo necessário para me dedicar a um cão de companhia. Eu também estava em boas condições financeiras para manter um cão, e minha profissão certamente reduziria os gastos com veterinário! E foi assim que a minha busca para comprar uma fêmea da raça Border Terrier começou...

DEVO ESCOLHER UMA RAÇA PURA OU UM MESTIÇO?

Pesquise

Ao comprar um cão de raça pura, você sabe o que está adquirindo. Ou seja, sabe-se que os cães com *pedigree* sofrem mais do que os mestiços de doenças hereditárias em função da endogamia (ver p. 20). Por essa razão, é recomendável fazer uma pesquisa sobre as diferentes raças e questionar os criadores antes de optar por um filhote. Busque por criadores renomados e bem-conceituados, como um Kennel Club, que lista os criadores e onde encontrá-los. Considere a visita a exposições locais de cães antes de fazer a escolha, para saber qual raça canina o atrai.

Em termos gerais, as raças mestiças não são melhores nem piores como cães de estimação, companhia, trabalho ou de competição em esportes caninos do que as raças puras; além disso, os cães mestiços apresentam menos distúrbios hereditários. Contudo, eles são freqüentemente resultado de gestações não planejadas e, por essa razão, o cuidado com a ninhada pode ser algumas vezes deficiente. Sempre tente conhecer os pais do filhote antes de adquiri-lo, a fim de estimar seu porte e temperamento quando atingir a maturidade.

Se não for possível um encontro com os pais, você pode optar pela adoção de um cão mestiço ou sem raça definida de um centro de proteção aos animais (ver p. 13). Com essa atitude, você estará prestando um serviço à comunidade, resgatando um cão indesejado que, em outras condições, seria eutanasiado.

UM CÃO É PREFERÍVEL A UMA CADELA?

Faça sua escolha

Há pouca variabilidade entre os sexos para serem observadas em cães de pequeno porte, mas as diferenças em cães de porte maior são mais evidentes. Embora possam ser mais agressivos com outros cães, os machos podem ser mais confiantes e sociáveis. As cadelas, porém, costumam ser mais agradáveis em termos de temperamento, embora isso possa oscilar durante os períodos de cio (duas vezes ao ano em média) se não forem castradas. Para a escolha de um animal de estimação, minha experiência como veterinário tem provado que o sexo não é um fator decisivo. Quando os cães são castrados (ver p. 110), há pouca diferença entre os sexos; ademais, ambos se tornam animais de estimação igualmente extraordinários.

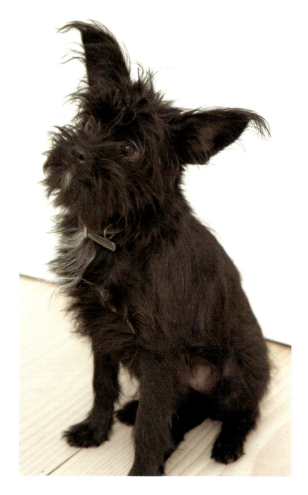

▲ De aparências cômica a exótica, os mestiços podem vir em todos os formatos e portes.

DEVO COMPRAR UM FILHOTE DE UM PET SHOP OU DE UM LOCAL PRIVADO?

Os criadores são a melhor opção

Os pet shops variam muito em termos de qualidade de serviço e padrão de saúde dos filhotes vendidos. Ao se optar por um pet shop, recomenda-se a visita ao local; certifique-se de que as instalações onde residem os filhotes estejam impecáveis e de que os conhecimentos do proprietário do estabelecimento e os padrões de prática clínica sejam aceitáveis.

A compra de filhotes de criadores particulares ou diretamente da casa de alguém permite que se verifique a procedência do filhote e ainda possibilita encontrar e inspecionar os pais em primeira mão. Os criadores tendem a ter um interesse honesto em garantir que seus filhotes sejam adquiridos por domicílios satisfatórios; além disso, é provável que esses criadores forneçam um aconselhamento gratuito após a venda. Embora grande parte dos criadores só venda os filhotes após a primeira série de vacinações, sempre procure a orientação de um veterinário antes de adquirir um filhote.

DEVO PENSAR EM ADQUIRIR UM FILHOTE PROVENIENTE DE UM CENTRO DE PROTEÇÃO AOS ANIMAIS?

Prós e contras

Ao se optar por um filhote de um centro de proteção, você não só estará dando um lar a um animal indesejado, como também estará salvando a vida dele. Além disso, o valor da doação fornecida ao centro como parte da transação ajudará a financiar o abrigo de outros animais abandonados e sem lar. Como ponto negativo, pode ser difícil avaliar o porte e o temperamento do filhote quando adulto, e sua história clínica pode ser desconhecida.

QUAL RAÇA DEVO ESCOLHER?

Compatível com sua personalidade

Hoje em dia, existem cães de diversos formatos e portes, com mais de 200 raças identificadas em todo o mundo. Os cães de raça pura são classificados em sete grupos principais: de tiro, de caça, de pastoreio, terrier, toy, de utilidade e de trabalho. E também, claro, há o sempre presente e amável vira-lata, que também pode ser conhecido como "mestiço", "sem raça definida" ou "híbrido" (por ter um pouco de tudo!). Todos esses cães pertencem à mesma espécie, *Canis familiaris*, indicando que duas raças podem se acasalar e produzir uma prole fértil – mesmo no caso de um casal improvável de um Dinamarquês e uma Chihuahua!

Os grupos raciais são definidos principalmente pelo temperamento, variando desde cães inteligentes e sociáveis, que muitas vezes se tornam grandes animais de estimação da família, até cães de trabalho fisicamente imponentes, que precisam de uma mão forte e muito espaço. A escolha de uma raça de cão pode começar com a seleção de um grupo que mais combine com sua personalidade e seu estilo de vida, o que restringe esse "processo seletivo". Os grupos raciais variam ligeiramente entre os países, mas as características comuns de cada grupo estão descritas nas páginas a seguir.

▼ Escolher uma raça pode ser mais fácil do que selecionar um filhote de uma ninhada.

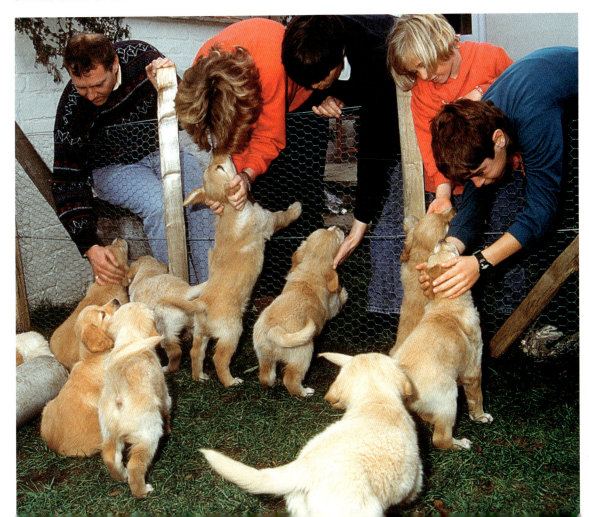

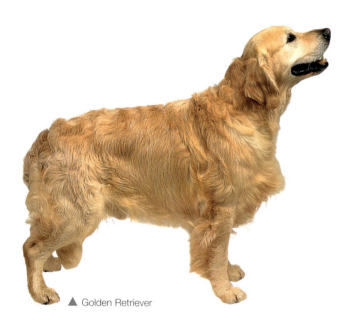

▲ Golden Retriever

OS GRUPOS RACIAIS
Cães de tiro
Treinado para pular e apanhar a caça, este grupo esportivo – tradicionalmente popular entre caçadores – representa muitos dos cães de estimação encontrados atualmente. Em geral, são cães de médio a grande porte; os filhotes são com freqüência muito inteligentes e sociáveis, resultando em um animal de estimação facilmente adestrado e dócil. A destreza oral exigida pela profissão histórica desses cães pode se comparar à mastigação insaciável em suas modernas contrapartes domésticas. O problema pode ser superado oferecendo a eles uma variedade interessante de brinquedos, com os quais eles têm quase uma obsessão.

A capacidade ilimitada desses animais para exercícios e brincadeiras é ultrapassada apenas por seu amor ao alimento; dessa forma, para se garantir o desenvolvimento de um cão saudável e adaptado às circunstâncias, é necessário haver um equilíbrio entre esses dois pontos. Esses cães amáveis, dóceis e divertidos exibem um elo muito forte com seus donos e são grandes animais de estimação tanto para crianças como para adultos. Em geral fáceis de cuidar, os cães de tiro podem se divertir apenas com um longo passeio e muito carinho.

As raças mais populares incluem Labrador, Golden Retriever, Cocker Spaniel, Springer Spaniel Inglês, Weimaraner e Setter Irlandês.

Cães de caça
Além de serem cães de caça, esses animais correm para agarrar e prender as presas, como texugos, lebres ou cervos, até que os donos cheguem a pé ou montados a cavalo. Esse comportamento pode ser traduzido em ambientes não propícios à caça, indicando que esses cães podem perseguir animais selvagens no parque ou pequenos animais, incluindo gatos, em casa.

A ocasional desobediência e a força serão apenas pequenas desvantagens desses cães altamente sociáveis e amistosos. Os membros desse grupo são conhecidos por seu comportamento dócil com as crianças e sua natureza cordial com outros cães. Ideais para uma família ativa que se diverte com passeios diários, esses cães também gostam de relaxar em casa. Os cães de caça sedentários e acima do peso podem sofrer de problemas de coluna em conseqüência do esforço imposto pelo excesso de peso sobre o dorso alongado.

As raças mais populares incluem Dachshund, Beagle, Whippet, Basset Hound, Galgo e Afghan Hound.

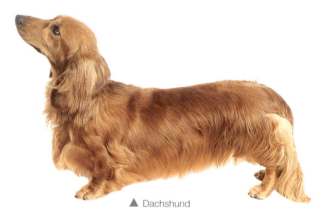

▲ Dachshund

Cães de pastoreio
De nome um tanto ambíguo, o grupo de pastoreio (classificado como grupo de rebanho nos EUA) consiste em cães criados para o trabalho com mamíferos domesticados e soltos no pasto. Esses cães são divididos em dois subgrupos: os que arrebanham os rebanhos de ovinos e bovinos ou até mesmo de renas sob a orientação de seus donos e os cães de guarda criados para viver e tomar conta de rebanhos de ovinos.
Cães de rebanho Os membros desse subgrupo são famosos por sua agilidade, atividade e intelecto. Além de serem facilmente adestrados, esses cães são confiáveis e obedientes. Muitos sofrerão de problemas

14 O DONO EM POTENCIAL

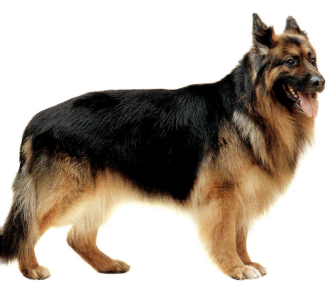

▲ Pastor Alemão

Cães de guarda Os cães pertencentes a esse outro subgrupo são conhecidos por patrulharem a casa e protegerem a família. Além de serem de grande porte, esses animais são mais vigorosamente desenvolvidos para repelir os predadores e podem ser propensos à agressão com outros cães e pessoas se não estiverem adequadamente socializados. Esses animais também desenvolveram uma pelagem mais densa para suportar a exposição a baixas temperaturas, ao pastorearem os rebanhos de ovinos e renas à noite. Como tendem a ter certa dose de vontade própria, esses animais podem ser muito teimosos e menos ativos do que seus outros primos de pastoreio.

As raças mais populares incluem Samoieda, Bergamasco, Komondor e Cão de Montanha dos Pireneus.

comportamentais se não forem adequadamente estimulados e, se forem mantidos em um ambiente suburbano, necessitarão de uma grande quantidade de exercícios. Esses animais possuem sentidos ultra-apurados, podendo ser propensos à fobia de ruídos ou nervosismo geral a menos que sejam expostos ao barulho e a muitas pessoas quando filhotes. Os traços de personalidade desses cães os tornam particularmente apropriados para uso em certas profissões (como serviço policial) e ainda excelentes candidatos para competições de agilidade.

As raças mais populares incluem Corgi, Border Collie, Collie Barbudo, Pastor Alemão e Old English Sheepdog.

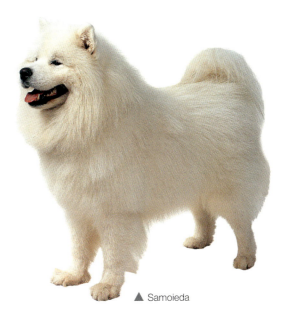

▲ Samoieda

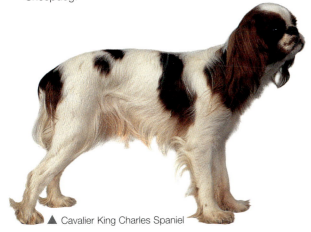

▲ Cavalier King Charles Spaniel

Raças toy

Como raças sem qualquer propósito ativo específico, esses cães são considerados animais de companhia. Além de serem facilmente adestrados e muito encantadores, eles costumam ser de porte pequeno e gostam de brincar, entretendo seus donos. Por serem cães pequenos, eles podem ter medo de crianças e de outros cães. Como não são cães ativos, eles não são propensos a longos passeios, preferindo o afeto e a atenção de seus donos dedicados.

As raças mais populares incluem Chihuahua, Cavalier King Charles Spaniel, Bichon Frisé e Pug.

O DONO EM POTENCIAL   **15**

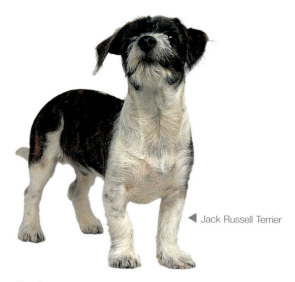
◀ Jack Russell Terrier

Terrier
Conhecidos por sua natureza enérgica e independente, os terriers foram originalmente criados para capturar e matar pequenos mamíferos considerados daninhos. Raposas, texugos, ratos e coelhos são algumas das vítimas desses cães obstinados e irascíveis, que trazem o instinto de caçar e matar para o próprio ambiente doméstico. Tendo em conta que os terriers gostam de perseguir e agarrar a presa com os dentes, eles podem representar uma ameaça a gatos e outros pequenos mamíferos se não forem expostos a esses animais quando filhotes. Contudo, os terriers representam um dos grupos mais populares de cães de estimação, com fortes instintos protetores, personalidade enérgica e capacidade de se entreter em casa com os brinquedos.

Um bom passeio diário é tudo o que a maior parte dos terriers necessita, contanto que haja jogos e brinquedos adequados, com os quais eles correrão pela casa. Propensos a ser um "grupo vocal" de cães, os terriers podem ser considerados bons cães de guarda ou muito barulhentos, dependendo das circunstâncias, e possuem comportamento variado com outros cães.

As raças mais populares incluem Jack Russell Terrier, Fox Terrier, West Highland White Terrier, Staffordshire Bull Terrier e Bull Terrier.

Cães de utilidade
Em geral conhecida como um grupo não esportivo, essa categoria abrange uma mistura de cães que foram reproduzidos para realizar uma série de tarefas, exceto a caça, dentro da sociedade humana. Em consequência disso, essas raças apresentam-se em muitos formatos, pelagens e portes. Por se sobressaírem em atividades de rebanho e guarda, muitos desses cães demonstram coragem e valentia excepcionais nos papéis de proteção aos seres humanos. Como os cães de utilidade variam muito em termos de temperamento, os donos costumam fazer a escolha com base na aparência e depois pesquisam os traços específicos de cada raça.

As raças mais populares incluem Shih Tzu, Buldogue, Dálmata, Poodle e Schnauzer.

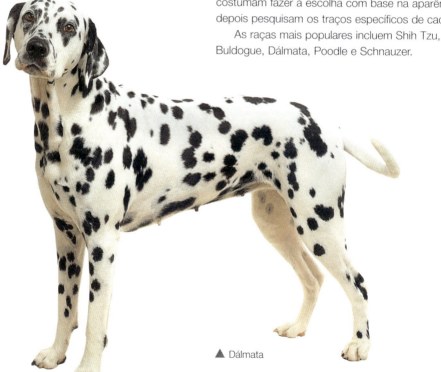
▲ Dálmata

16 O DONO EM POTENCIAL

Cães de trabalho

Comumente criados como cães de guarda, esses animais podem ser de porte grande ou gigante, exibindo um notável porte físico. Eles também são empregados em centros especializados de busca e resgate. Além disso, esses cães exigem atividade física moderada, fartura de alimento, muito espaço e um grande orçamento. Embora sejam muito leais aos seus donos, faz-se necessário impor uma liderança rigorosa desde filhotes, a fim de garantir o controle pleno desses animais na fase adulta. Esses gigantes do mundo canino tendem a ter a vida mais curta de todos os grupos raciais.

Apesar de apresentarem pelagem mais curta (o que exige cuidados mínimos de embelezamento), os cães de trabalho demandam mais responsabilidades e cuidados especializados do que outras raças. Em função das grandes responsabilidades envolvidas, as raças de trabalho não são recomendadas para os donos de primeira viagem.

As raças mais populares incluem Boxer, Dobermann, Rottweiler, Dinamarquês, São Bernardo e Bullmastife.

▲ Dinamarquês

Mestiços

Muitos cães são uma combinação de duas ou mais raças, resultando em uma prole possivelmente muito variada em termos de porte, aparência e personalidade. Como resultado da ascendência mista, esses cães tendem a evitar muitas das doenças hereditárias observadas em cães de raça pura.

Com uma variabilidade genética muito maior, um filhote mestiço pode sofrer mudanças significativas à medida que eles se desenvolvem – mudanças que ocorrem em uma escala não esperada. O temperamento e a força dos mestiços também são variáveis. Com muito amor e uma posse responsável, esses cães podem se tornar ótimos animais de companhia, em comparação às suas contrapartes de raça pura e vida mais curta.

Se os filhotes mestiços forem adquiridos de um centro de proteção aos animais, você estará realizando duas boas ações, uma por conceder um lar a um filhote que desesperadamente precisa de um e outra por adquirir um novo companheiro.

As raças mais populares incluem Labradoodle (mestiço de Labrador com Poodle), Cockerpoo (mestiço de Cocker com Poodle), Puggle (mestiço de Pug e Beagle), além dos cães sem raça definida.

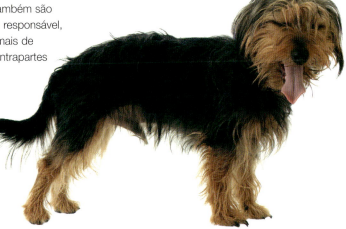

▶ Mestiço de Jack Russell e Border Terrier

O DONO EM POTENCIAL

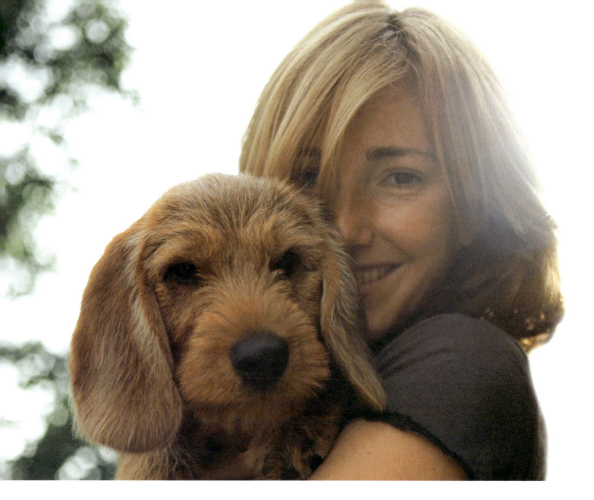

▲ Para encontrar o filhote perfeito, visite exposições, pesquise em websites ou revistas de cães e entre em contato com o Kennel Club ou os abrigos locais.

COMO POSSO ENCONTRAR UM FILHOTE?
Selecione sua fonte
Uma vez que você tenha identificado a raça que mais se ajuste à sua personalidade e ao seu estilo de vida, o próximo passo é encontrar uma ninhada de filhotes. Há muitas formas de se encontrar um criador ou um centro de proteção aos animais: internet, biblioteca, lista telefônica, jornais, revistas ou no "boca-a-boca". As exposições de cães também são uma oportunidade de aprender mais sobre a raça escolhida, obter detalhes de contato dos criadores locais e descobrir para quando os filhotes podem estar previstos. Muitos países possuem seu próprio Kennel Club – uma organização renomada que oferece um ponto de partida ideal para obter informações sobre criadores e raças.

Esteja preparado
É sempre uma boa idéia ter um conhecimento básico sobre os cães e as raças específicas antes de começar a procurar por filhotes. Essas informações ajudarão a distinguir entre os criadores e os centros de proteção respeitáveis e os impostores.

Seja perspicaz
Caso o criador ou vendedor seja pouco cortês, pouco prestativo ou sem muito conhecimento, esqueça. Os criadores honestos discutirão abertamente tanto os atributos positivos como negativos das raças, pois eles desejam que seus filhotes sejam levados por pessoas preparadas e não apenas por aquelas com dinheiro para pagar.

Grande parte do comportamento do filhote origina-se de seus pais e da socialização com seres humanos nos estágios precoces de vida; dessa forma, se você não apreciar o jeito de um criador, é possível que parte dessa personalidade não muito desejável possa contagiar o filhote. Se você ainda estiver preocupado com a credibilidade do criador, é melhor fazer sua compra em outro local. Em todo o caso, é aconselhável não comprar um filhote à primeira vista, mas esperar o tempo necessário para efetuar a compra sem se sentir pressionado.

Busque por limpeza

A higiene geral deve ser sempre altamente acatada. É mais provável que os filhotes submetidos a condições precárias e expostos a doenças sofram de um sistema imunológico deficiente na fase adulta. Antes de considerar a compra de um filhote, avalie a limpeza do estabelecimento. Se a higiene do local não atender às suas expectativas, procure um filhote saudável em outro local.

O que perguntar ao criador

Sobre os pais Sempre peça para ver os pais dos filhotes para que você conheça o porte que seu filhote assumirá. A personalidade de seu filhote também pode ser estimada por seus pais; se ambos são dóceis e calmos, pode-se admitir que seus filhotes serão similarmente serenos. Se o criador não puder mostrar os pais do filhote, suspeite da venda. Esteja atento aos locais de criação onde as cadelas são submetidas a reprodução contínua, sem se levar em consideração seu estado de saúde; onde o que importa é o máximo de filhotes possíveis para a comercialização. Os pais mantidos sob tais circunstâncias são magros; sob condições insatisfatórias, é provável que esses pais sejam afastados dos novos donos.

A respeito da vacinação e da vermifugação Sempre solicite o histórico detalhado de vacinação e vermifugação do filhote e tenha certeza de obter provas por escrito do criador assinadas por um veterinário. Todos os filhotes devem ser vacinados antes da venda e vermifugados pelo menos uma vez. Se isso não foi feito, novamente suspeite da compra e não a concretize.

Sobre as doenças hereditárias Pergunte se há qualquer doença conhecida na família ou na raça do filhote. Caso você tenha optado por uma raça conhecida pelo risco de doenças hereditárias (ver p. 20), discuta isso com o criador desde o início e procure ver os documentos que confirmem a saúde genética dos pais do filhote. Esses documentos podem incluir registros radiográficos de escore do coxal e resultados dos testes de DNA ou de sangue; isso deve confirmar se os pais de seu filhote se enquadram na raça.

▼ Conheça os pais. Os brincalhões, amigáveis e felizes tendem a gerar filhotes de temperamento semelhante.

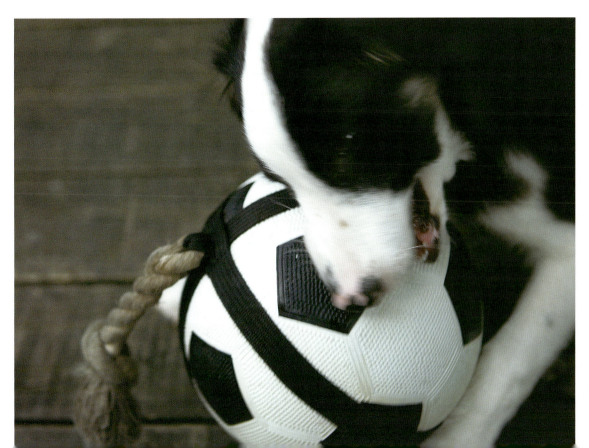

QUESTÕES PARA SE PENSAR
Doenças hereditárias

Por definição, os cães de raça pura exigiram certa endogamia durante o desenvolvimento da raça a fim de se obter um conjunto específico de características. Com a reprodução intensiva, os traços físicos (como aspecto da pelagem e estrutura do corpo) foram finamente ajustados e transmitidos à prole por meio de informações genéticas armazenadas no DNA. A concentração desses traços positivos também acumulou as doenças hereditárias, transmitidas geneticamente dos pais para os filhotes. Os defeitos hereditários comumente observados incluem os sopros cardíacos na raça Cavalier King Charles Spaniel, as doenças articulares degenerativas no Pastor Alemão e as doenças de pele em Shar-Pei.

Atualmente, os criadores respeitáveis fazem o máximo que podem para garantir a eliminação dos atributos genéticos negativos nos filhotes reproduzidos por eles, cruzando apenas os cães livres de condições hereditárias. Antes de comprar um novo filhote, procure se informar sobre qualquer distúrbio genético conhecido relacionado à raça de escolha, discutindo todos esses pontos com seu veterinário e criador. A descoberta dessas condições ajudará na escolha de um filhote saudável e evitará a aquisição de problemas tanto financeiros como emocionais.

E SE EU TIVER UM GATO?
Considere a personalidade do felino

Reflita cuidadosamente sobre a personalidade de seu gato antes de pensar em adquirir um cão, já que um gato mais arredio pode rejeitar a idéia de uma companhia canina, optando por fugir de casa ou por lesar o novo membro da família. Em todo o caso, haverá trabalho dobrado pela frente: ambos os animais necessitarão de atenção. A maior parte dos gatos não aprecia os novos odores e ruídos ou as atenções desnecessárias do filhote e podem reagir com agressividade ou se esconder nas fases iniciais de introdução do animal.

Evite raças inapropriadas

Algumas raças caninas possuem fortes instintos de caça (ver p. 14) e isso deve ser considerado ao se pensar na aquisição de um filhote, particularmente em um lar com gatos ou outros animais menores.

E SE EU TIVER OUTRO CÃO?
Contrabalanceie o ciúme

Como os cães são animais muito amigos, a maior parte deles se diverte com a companhia de outro membro de sua espécie e aceita a atenção oferecida por um filhote. Pode levar alguns dias, no entanto, para que seu cão mais velho chegue a um acordo com o novo membro; assim, para evitar ciúmes, certifique-se de que você está dispensando mais atenção e carinho ao seu antigo animal do que antes da chegada do filhote.

Tenha cuidado

Os cães têm consciência da idade relativa de um filhote; no entanto, não caia em uma falsa sensação de segurança e espere que sua velha companhia canina naturalmente aceite o novo membro com facilidade. Será preciso introduzi-los de forma controlada e vigiar as interações entre os animais durante as primeiras semanas.

Saiba quando dizer não

Você deve ter uma boa idéia de como seu cão atual se comporta com outros cães e, se após uma reflexão honesta chegar à conclusão de que seu animal tem uma natureza fortemente anti-social, a aquisição de um

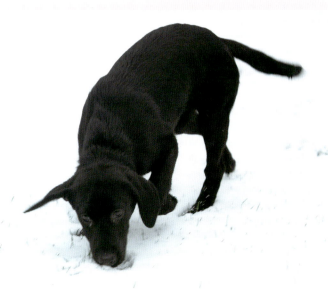

◄ Um filhote autoconfiante e saudável, independentemente de sua raça (pura ou mestiça), deve se divertir em ambientes externos em qualquer clima.

filhote pode não ser uma atitude apropriada nessas circunstâncias.

E SE EU TIVER CRIANÇAS?
Escolha uma raça apropriada

A maior parte dos filhotes aprecia a companhia de crianças que, em geral, são menores e menos assustadoras do que os humanos adultos. Certas raças são conhecidas por seu excelente temperamento com crianças, mas outras raças com fortes instintos de caça podem ser mais imprevisíveis.

Pesquise as raças quanto ao seu comportamento junto de crianças, solicitando a orientação do criador a respeito desse importante traço de caráter. Se houver crianças muito pequenas em casa, é primordial a escolha de um cão que tenha predisposição genética para um bom comportamento com crianças, levando-se em consideração o porte do cão adulto em relação aos membros da família em crescimento.

Em todo o caso, não se deve confiar em deixar o filhote, independentemente de seu estágio de desenvolvimento, sozinho com crianças – sempre acompanhe as interações para garantir a segurança de todos os envolvidos e ensine as crianças o modo correto de interagir com o cão.

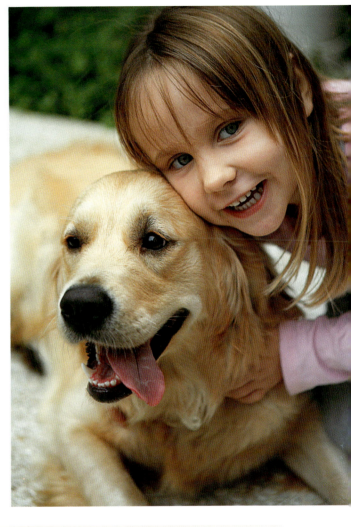

▶ Se você tiver crianças em casa, considere uma raça dócil como o Golden Retriever.

Raças amigáveis para crianças	Raças que devem ser evitadas com crianças
Airedale Terrier	Affenpinscher
Cairn Terrier	Chihuahua
Cavalier King Charles Spaniel	Chow Chow
Golden Retriever	Dobermann
Labrador	Pastor Alemão
Newfoundland	Puli Húngaro
Poodle	Pit Bull Terrier
Pug	Rottweiler
Schnauzer	Saluki
Whippet	Weimaraner

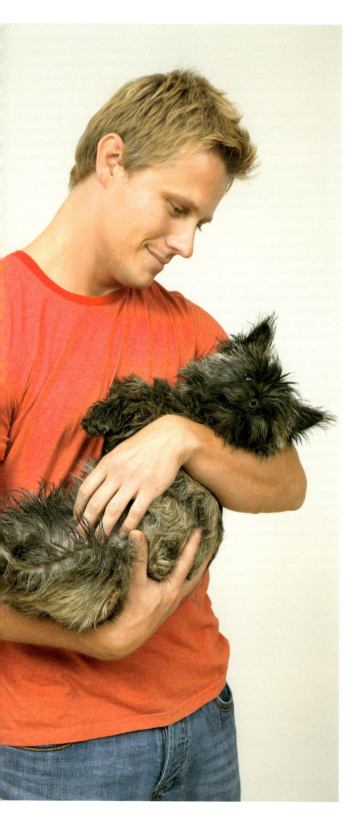

COMO DEVO ESCOLHER UM FILHOTE?
Faça a escolha certa
Escolher um filhote saudável e bem equilibrado não é uma tarefa tão fácil quanto parece. Obtenha certos conhecimentos básicos para complementar o bom senso. Seja sensível em sua escolha – não se deixe levar pela culpa e acabar escolhendo um filhote fraco, doente ou nervoso. Uma saúde deficiente quando filhote pode levar a um sistema imunológico enfraquecido e outros problemas de saúde quando adulto, resultando em cargas financeiras e emocionais que podem ser difíceis de lidar. Esse filhote será mais bem cuidado nas mãos habilidosas do criador e sua mãe. Sempre se reserve o direito de dizer não.

Indicadores de temperamento
O filhote escolhido deve estar alerta e mostrar interesse por você, sem exibir sinais evidentes de agressão. O extremo oposto não é uma boa opção também – um filhote medroso indica nervosismo inerente ou má socialização dos filhotes pelo vendedor.

O que procurar
Ao pegar o filhote no colo, ele deve pesar um pouco mais do que o esperado; um filhote leve ou magro indica más condições de saúde. Ele deve ficar relaxado em seu colo e, quando solto, deve interagir satisfatoriamente com você e com os irmãos de ninhada, dando uma indicação do tipo de cão que ele virá a ser. Também é recomendável a realização de um check-up básico da saúde do filhote (ver a próxima página).

QUANDO DEVO LEVAR O FILHOTE PARA CASA?
Idade ideal
Seu filhote deve ter, no mínimo, 8 semanas de vida. Qualquer filhote mais jovem pode estar muito fraco ou ser inadequadamente desmamado para ser afastado da mãe. Com 8 semanas de vida, os filhotes encontram-se em um estágio ideal de desenvolvimento para deixar suas ninhadas e começar a vida em uma nova casa. Nessa idade, eles já desenvolveram habilidades sociais e recreativas suficientes com seus irmãos e sua mãe e agora precisam entender os seres humanos e aprender como se relacionar com o mundo dos homens.

◀ Uma desculpa para uma carícia – pegue o filhote no colo e avalie seu peso e temperamento.

AVALIAÇÃO BÁSICA DA SAÚDE

Olhos Devem estar brilhantes e completamente abertos, sem secreção ou vermelhidão, já que esses sinais podem indicar doença.

Gengivas Devem estar rosadas, indicando a ausência de anemia causada por vermes ou doenças.

Pele e pelagem Uma pelagem brilhante e livre de caspa indica um animal saudável. A presença de placas alopécicas (perda de pêlo) e de lesões crostosas pode ser indicativa de infecções fúngicas ou infestações por ectoparasitas (parasitas externos).

Pés e unhas Os cães possuem cinco dedos na pata dianteira e, em geral, quatro na traseira, ocasionalmente com um dedo rudimentar (o resquício não-funcional de um grande dedo) na face interna no membro pélvico. Todas as unhas devem estar intactas.

Genitais e ânus Os machos devem ter dois testículos na bolsa escrotal; caso contrário, o filhote é classificado como criptorquídeo (falha na descida dos testículos para a bolsa escrotal) e exige tratamento cirúrgico para correção do problema. As fêmeas devem ter a vulva isenta de sujidades. Ambos os sexos devem ser examinados em busca de vestígios de diarréia em torno do ânus, que podem indicar desarranjos intestinais, vermes ou problemas digestivos precoces.

Orelhas Avaliar a ausência de cera nos canais auditivos e de odor evidente, que seriam indicativos de infecção. Avaliar o pavilhão auricular (também conhecido como pina) quanto à presença de doença de pele.

Umbigo Deve ser plano; um inchaço próximo a esse local pode indicar hérnia e necessitar de correção cirúrgica.

Para mais informações sobre...
Anemia, consultar p. 140
Comunicação canina, consultar p. 49
Controle de pulgas, consultar p. 42
Encontro com gatos, consultar p. 56
Encontro com crianças, consultar p. 58
Encontro com outros cães, consultar p. 57
Castração, consultar p. 110
Controle de carrapatos, piolhos e ácaros, consultar p. 42
Vacinações, consultar p. 39
Vermifugação, consultar p. 40

O DONO EM POTENCIAL   23

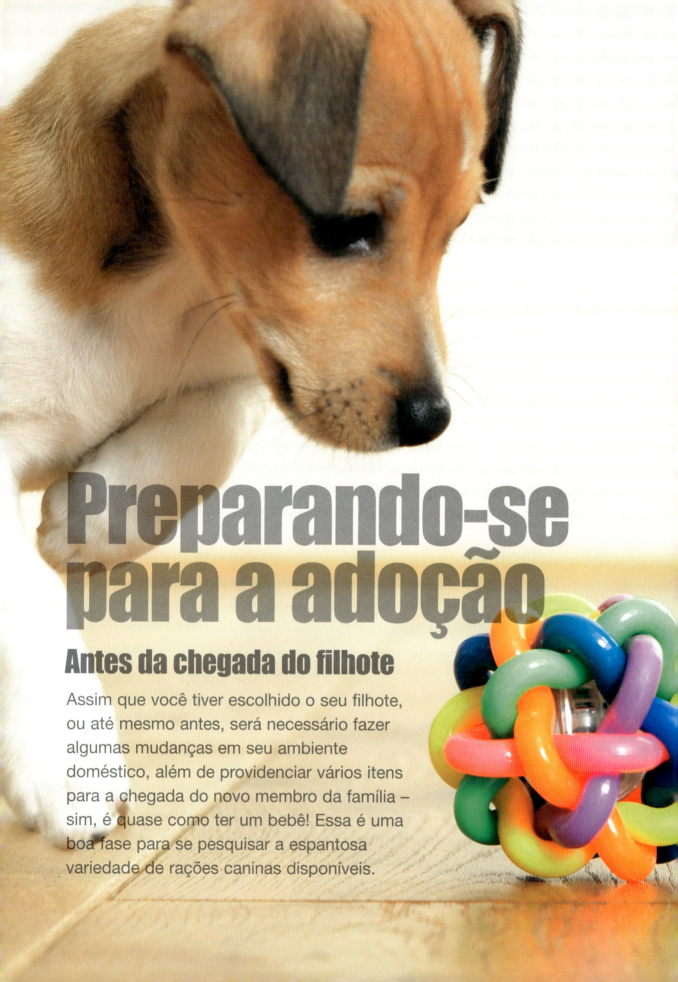

Preparando-se para a adoção

Antes da chegada do filhote

Assim que você tiver escolhido o seu filhote, ou até mesmo antes, será necessário fazer algumas mudanças em seu ambiente doméstico, além de providenciar vários itens para a chegada do novo membro da família – sim, é quase como ter um bebê! Essa é uma boa fase para se pesquisar a espantosa variedade de rações caninas disponíveis.

A PARAFERNÁLIA DO FILHOTE

Pense antes

É importante considerar todos os desejos e as necessidades de seu novo filhote antes que ele chegue. Decidir sobre o local onde ele irá dormir e até os brinquedinhos com que irá brincar, é parte dos vários itens que o seu filhote necessita para que se mantenha saudável e feliz. Os itens expostos a seguir constituem um resumo das necessidades básicas requeridas.

Comedouros e bebedouros

É possível encontrar comedouros de plástico, aço inoxidável ou cerâmica em diversos formatos e tamanhos, representando uma boa idéia para garantir a higiene da casa. Os comedouros plásticos devem ter um aro amplo e coxins de fixação abaixo deles para evitar o deslizamento; entretanto, é preciso estar atento ao fato de que o filhote pode mastigar não só a comida como a tigela também. É essencial ter ao menos um comedouro e um bebedouro. O filhote deve ter água fresca disponível o tempo todo; por essa razão, deve-se colocar o bebedouro em um local onde o filhote não colida com ele.

Brinquedos

Os brinquedos são importantes ferramentas na luta contra a mastigação indesejável de objetos, além de estimularem o interesse do cão em brincadeiras e na descoberta de seu novo ambiente. Há uma variedade imensa de brinquedos para filhotes no mercado. Seja seletivo e escolha um brinquedo que seja atóxico e não tenha partes destacáveis ou bordas pontiagudas. Os brinquedos de borracha são uma excelente escolha, pois apresentam textura atrativa e são diferentes de outros materiais possivelmente apreciados para mastigação pelo seu filhote, como sapatos e móveis.

É uma boa idéia oferecer várias vezes ao dia alguns brinquedos diferentes ao seu filhote, a fim de evitar o tédio; isso também é bom para descobrir qual brinquedo ele gosta mais. Cheque regularmente os brinquedos para ver se não estão danificados e forneça outros novos para manter o estímulo e a segurança de seu filhote.

Engradados, "chiqueirinhos" e cama

O modo mais fácil de montar o cantinho de seu filhote é utilizando um engradado ou um chiqueirinho. Essas gaiolas dobráveis em geral são grandes o suficiente para seu filhote brincar e dormir de forma confortável. Um engradado para filhote é menor e compreende um teto e um assoalho, enquanto um chiqueirinho simplesmente isola uma área mais ampla. Um chiqueirinho permitirá que o filhote fique preso durante o dia em segurança, permitindo que você realize as tarefas domésticas com mais tranqüilidade. O chiqueirinho também proporciona ao filhote um sono seguro à noite. Coloque o engradado ou o chiqueirinho em um local onde a passagem de pessoas é freqüente (como a cozinha) para garantir que o filhote não se sinta excluído de suas atividades domésticas.

Um cercado básico para filhotes deve conter uma cama, que pode ser formada por mantas ou pode ser uma cama veterinária (cama utilizada nas clínicas veterinárias e que pode ser obtida em algumas lojas especializadas), um colchão absorvente, um bebedouro e brinquedos. Como um conforto extra para seu novo filhote, é uma boa idéia acrescentar uma manta que tenha o cheiro da mãe (ver p. 45), colocada sobre a cama comum ou veterinária ou dobrada em um canto para o filhote fuçar.

Cestos ou caixotes

Se você decidir liberar o corredor da casa ao seu filhote, disponibilize cestos de plástico, tecido ou vime. Tenha em mente que seu filhote irá crescer e, por essa razão, escolha um cesto grande o suficiente para um animal adulto da raça de seu filhote ou utilize uma caixa de papelão temporária até que o filhote se desenvolva. Coloque a cama em um local quente e longe de correntes de ar, lembrando-se de acrescentar um cobertor com o cheiro da mãe.

▼ Há muitos brinquedos disponíveis que se ajustam ao tamanho da boca de seu cão.

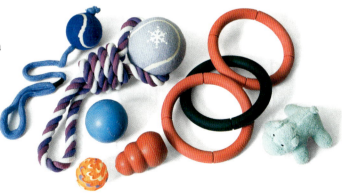

PREPARANDO-SE PARA A ADOÇÃO 25

Barreiras de proteção

Essa é uma aquisição muito útil para ajudar a controlar um filhote explorador à medida que ele cresce. Esse equipamento pode evitar acidentes na cozinha e em qualquer outro local, impedir o filhote de sair para a rua ou subir as escadas e ainda restringi-lo a certas dependências da casa.

Coleiras e guias

Vale a pena investir em uma coleira e uma guia a partir do primeiro dia para acostumar seu filhote a esses dispositivos. O uso de coleiras e guias dentro de casa vai preparando o seu filhote para o grande mundo externo, aos poucos, quando seu programa de vacinação estiver concluído.

É recomendável a compra e a colocação de uma etiqueta de identificação na coleira do filhote, com os detalhes de contato em casos de perda do animal. Em alguns países, isso é exigido por lei.

Coleiras Disponível em uma ampla variedade de cores, a coleira deve ser escolhida quanto à adequação para seu filhote e não em função de sua aparência. Ela deve ser leve, sem bordas pontiagudas e frouxa o suficiente para permitir que pelo menos dois dedos possam ser inseridos entre a coleira e o pescoço. Avalie o ajuste da coleira antes de prendê-la em torno do pescoço e use-a por períodos curtos, porém crescentes, todos os dias. Lembre-se de afrouxar a coleira conforme seu filhote cresce.

Cabrestos e peitorais Você pode considerar o uso de cabrestos e peitorais posteriormente, caso determinados métodos de adestramento requereiram o emprego destes. Um cabresto pode ser necessário se seu filhote puxar de maneira excessiva; do mesmo modo, pode haver a necessidade de um peitoral se o filhote escapar da coleira e necessitar de algo mais firme. Em geral feitos de náilon resistente, os peitorais evitam a compressão do pescoço e podem ser utilizados no lugar da coleira. As coleiras de castigo representam um risco à saúde e, por essa razão, não devem ser usadas. Tais métodos arcaicos de controle são desnecessários se o dono for paciente e se um esquema contínuo de adestramento for implantado logo no início.

Guias As guias estão disponíveis em materiais como corda, couro, corrente, náilon ou uma combinação deles. É útil ter tanto uma guia curta como uma longa para manter seu filhote sob controle – a guia mais curta é adequada para o uso inicial dentro de casa, enquanto as variedades mais longas e extensíveis são ideais quando o filhote tem acesso à rua sob circunstâncias apropriadas.

Artigos de embelezamento

Independentemente da raça, você necessitará de uma escova ou um pente para manter a aparência de seu filhote. Cada raça tem necessidades distintas de embelezamento; por isso, pergunte aos criadores o que eles usam para cuidar de seus cães adultos. Acostumar seu filhote à escovação dos pêlos desde o início é uma medida importante, no caso de o banho e a tosa se tornarem necessárias no futuro.

Os cortadores de unha são usados por muitos donos de cães para evitar arranhões de filhotes com unhas pontiagudas. Contudo, considerando-se a presença de vasos sanguíneos nas unhas dos filhotes, é aconselhável pedir a orientação do veterinário ou tosador antes de tentar cortar a unha em casa.

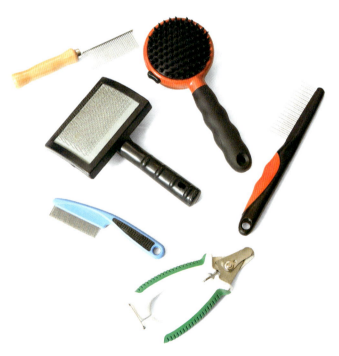

◀ Solicite a orientação do criador em relação aos instrumentos adequados para a pelagem de seu cão.

26 PREPARANDO-SE PARA A ADOÇÃO

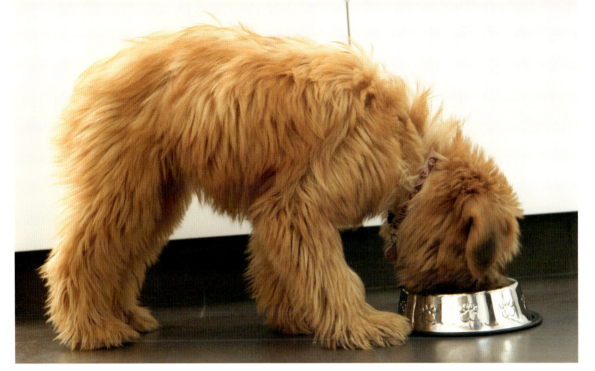

O ALIMENTO NECESSÁRIO AO FILHOTE
Não se assuste

Seu filhote voraz precisa comer quatro vezes ao dia e cresce em média 12 vezes mais rápido do que uma criança; por esse motivo, a escolha do alimento correto é fundamental. As dietas caninas podem ser tão complexas e diversificadas quanto as humanas, contendo níveis variados de proteína, carboidratos (açúcar), lipídeos (gordura), vitaminas e minerais de muitas fontes distintas. Com a ampla variedade de dietas disponíveis e sendo a escolha certa crucial para o desenvolvimento de seu filhote, muitos donos acham assustador ter de se decidir sobre a nutrição do filhote. Com o excesso de informações transmitidas pelos criadores, veterinários e outros donos de cães, o melhor conselho é manter uma alimentação simples. Independentemente do alimento escolhido, sempre forneça água fresca ao seu filhote.

▲ É importante fornecer ao seu filhote de rápido crescimento a nutrição correta para sua idade.

QUESTÕES COMUNS
Alimentação

Com que freqüência e quando devo alimentar meu filhote?

Para um filhote de 8 semanas de vida, recomenda-se o fornecimento de refeições quatro vezes ao dia em intervalos regulares, reduzindo-se essa freqüência de modo gradual ao longo do tempo. Água fresca deve estar sempre disponível. Habitue-se a alimentar seu cão logo após você mesmo ter feito a sua refeição – essa medida é uma boa maneira de reforçar a mensagem de que o filhote é subordinado a você e à sua família na hierarquia de dominância. Tente alimentar seu cão sempre no mesmo horário todos os dias; isso determinará os momentos de defecação (dentro de 20 minutos ou logo após a refeição), facilitando o adestramento doméstico.

O cão enjoa de comer o mesmo alimento todos os dias?

Não. Os cães tendem a comer e apreciar um tipo de alimento por toda a vida. Se o dono oferecer muitos tipos diferentes de alimento, os cães escolherão aquele que for mais apetitoso, independentemente se é o melhor ou não em termos nutricionais. Além disso, as mudanças na dieta podem causar desarranjos intestinais, levando à diarréia e perda de peso. No estágio jovem do filhote, será preciso ter firmeza na escolha de uma ração completa, balanceada e de boa qualidade, sendo fiel a ela.

PREPARANDO-SE PARA A ADOÇÃO

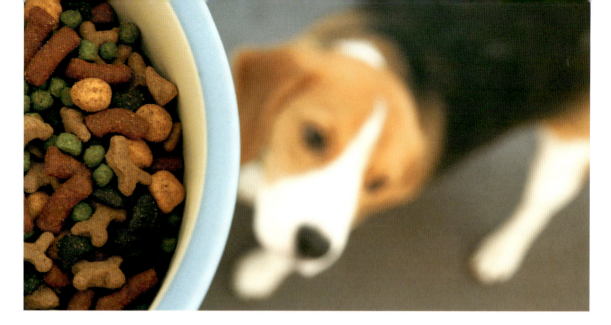

Rações secas *vs.* úmidas

Os veterinários costumam recomendar mais as rações completas secas que as enlatadas úmidas, mas há vantagens e desvantagens em ambos os tipos.

As dietas secas são excelentes para a manutenção da saúde bucal, em virtude de seu efeito abrasivo sobre os dentes. As rações secas também são relativamente econômicas e, pela tendência de ser mais concentrada e ter menos volume em relação às rações úmidas, produzem uma quantidade menor de fezes.

As rações secas, no entanto, podem ser menos saborosas para o seu cão do que as úmidas, já que elas apresentam um aroma menos acentuado. As rações úmidas também oferecem opções mais variadas; por outro lado, duram pouco quando abertas e ainda podem atrair moscas em climas quentes. Uma dieta úmida também não é benéfica à saúde bucal do cão.

Dietas completas *vs.* alimentos complementares e suplementos

As dietas completas são o que o próprio nome diz – completas, ou seja, elas não necessitam de suplementos adicionais. De fato, o fornecimento de aditivos ao cão pode ser nocivo à saúde de seu animal. As dietas completas tornam a alimentação simples e direta, já que todas as dietas premium completas são balanceadas do ponto de vista nutricional. Tais dietas também contêm ingredientes de excelente qualidade, resultando em um filhote visivelmente saudável. A desvantagem é que esse tipo de alimento é relativamente caro.

Os alimentos complementares (como petiscos e alimentos mastigáveis) são aqueles que precisam ser combinados com outros para suprir as necessidades nutricionais de seu filhote. Esses alimentos costumam ser embalados em forma semi-úmida. Pelo fato de não serem completamente balanceados em termos nutricionais, os alimentos complementares não podem ser a única fonte na dieta de seu cão. Embora sejam adicionados a uma variedade de dietas, esses complementos dificultam a alimentação, uma vez que exige a combinação cuidadosa de gêneros alimentícios selecionados ou suplementos para fornecer tudo o que seu filhote necessita.

▲ As rações completas secas são balanceadas do ponto de vista nutricional e também podem ser mais vantajosas para a saúde dentária do filhote a longo prazo.

Rações comerciais *vs.* comida caseira

As rações comerciais são produzidas em massa e especificamente destinadas à ótima saúde do cão. Essas rações são de fácil acesso e uso, mas não apresentam variabilidade em termos de textura.

Alguns criadores e donos ainda defendem e insistem na comida caseira. Esse tipo de refeição tem a vantagem de conter ingredientes frescos, além de oferecer variedade ao cão. Contudo, ao preparar refeições para seu próprio cão, há ainda o risco de não serem fornecidos todos os minerais e vitaminas necessários. A manutenção do equilíbrio nutricional ideal não é fácil, em especial se você tiver um filhote em crescimento. O preparo da dieta caseira também é demorado. Ao optar por esse método, procure a orientação e a avaliação de um veterinário para detectar a presença de qualquer deficiência antes que ela seja irreparável à saúde de seu cão.

▶ As novidades e os ruídos da casa podem, em princípio, distrair seu filhote do alimento.

QUESTÕES COMUNS
Alimentação

O que acontece se meu filhote não comer o alimento oferecido?

Se o filhote não comer o alimento assim que você o oferecer, o animal provavelmente não o comerá mais. Deixe o alimento por apenas 5 minutos, depois recolha-o, cubra-o e espere por uma hora ou mais. Essa espera estimulará o apetite de seu cão, sendo desnecessário ensiná-lo que, se ele não comer, esse alimento será imediatamente oferecido a outro. Se o animal está realmente inflexível, tente misturar o alimento com um pouco de água morna, o que acentua o cheiro e o amolece, ajudando a melhorar o seu sabor. A maior parte dos filhotes não se alimentará de forma satisfatória nos primeiros dias em seu novo lar, pois há muita agitação, exploração e brincadeiras a serem feitas. Além disso, os filhotes também podem até não estar com fome, por isso não se preocupe tanto se eles não estiverem devorando a comida. Sempre consulte um veterinário se você estiver preocupado.

O chocolate comum é perigoso para os cães?

O chocolate, ou mais precisamente o ingrediente ativo – teobromina – presente no cacau, é tóxico aos cães. Quando consumida em grandes quantidades, a teobromina pode causar distúrbios hemorrágicos e diarréia intensa em cães, o que pode vir a ser fatal. Além disso, certos alimentos (como uva, cebola e alho) não devem ser fornecidos aos cães, pois fazem parte da família da beladona e podem ser tóxicos se ingeridos em grandes quantidades.

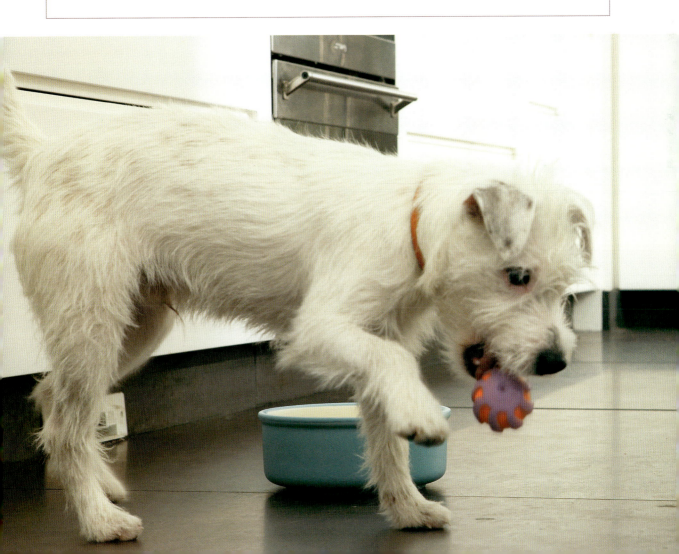

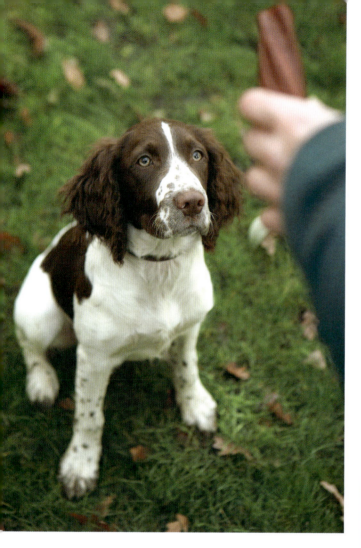

◀ Os petiscos são muito úteis para o adestramento de seu filhote, mas não se esqueça de que esse tipo de alimento afetará os níveis calóricos diários.

Petiscos

Os petiscos e as guloseimas são invariavelmente fornecidos ao filhote quando este é submetido a adestramento; todavia, esse tipo de alimento deve ser levado em consideração ao se calcular a quantidade total de energia (calorias) consumida todos os dias por seu filhote. O peso em excesso pode causar uma tensão extra sobre as articulações, levar ao esforço sobre o coração e o fígado, além de gerar um cão adulto pouco saudável e acima do peso ideal.

Escolha um petisco à base de carne ou cereal e especificamente destinado aos cães. Os alimentos para seres humanos, como biscoitos doces ou batatas fritas, oferecem um valor nutricional muito baixo para seu filhote. No momento, estima-se que mais de 40% dos cães no mundo sejam clinicamente obesos. A mensuração rigorosa do alimento fornecido aos filhotes sob a forma de refeições ou petiscos é uma medida inicial importante para manter o peso de seu animal sob controle a longo prazo.

Dietas orgânicas

Também existem alguns alimentos voltados para cães e formulados com matérias-primas fornecidas por fazendas orgânicas de alta qualidade. Esse tipo de alimento deve exibir um rótulo de certificação. Como são produtos de responsabilidade ambiental, esses alimentos são tão balanceados e qualificados quanto suas contrapartes não-orgânicas, mas infelizmente são muito caros.

Dietas vegetarianas

Alguns donos de cães são vegetarianos e gostariam de alimentar seus filhotes com uma dieta similar. No entanto, isso não é recomendado. As dietas exclusivamente vegetarianas são inadequadas do ponto de vista nutricional para filhotes, já que os cães são naturalmente carnívoros. Além de ser muito difícil de se fazer o balanceamento correto, esse tipo de dieta pode facilmente causar deficiências nutricionais, resultando no surgimento de possíveis doenças.

CRENÇAS ANTIGAS

O fornecimento de ossos crus tornará o cão mais agressivo.

Os ossos crus não tornam seu cão agressivo. Enquanto os ossos cozidos se fragmentam e podem causar constipação e obstrução, os ossos crus são triturados com os dentes e muito mais seguros para seu cão consumir. Contudo, todos os ossos podem se alojar no intestino de seu filhote; assim, recomendam-se alimentos mastigáveis especificamente destinados para manter a saúde dentária de seu cão. A carne crua proveniente de um açougue de confiança é aceitável, mas os animais podem adquirir parasitas por meio do consumo de carne nesse estado, pois esse tipo de carne não é de alta qualidade higiênica. Também pode ser difícil obter um equilíbrio satisfatório de vitaminas e minerais na comida caseira (ver p. 28); dessa forma, o fornecimento de dietas balanceadas completas é mais fácil e constitui a melhor opção para seu cão do que alimentá-lo com carne crua.

Dietas específicas para filhotes e raças

Existem no mercado dietas especificamente formuladas para filhotes. Não se trata apenas de uma jogada de marketing, mas sim de um alimento de absoluta importância, particularmente por conter níveis mais elevados de nutrientes capazes de suportar a rápida taxa de crescimento inicial do filhote.

Uma dieta específica para a raça representa outra opção válida para se pensar. As dietas de boa qualidade e específicas para as raças levam em consideração todas as necessidades de seu cão, uma vez que os fabricantes estudaram os padrões de desenvolvimento de cada uma das raças a fim de suprir de forma precisa os nutrientes necessários para promover o crescimento e a saúde ideais. Essas dietas atendem a todos os gostos (raças de pequeno, médio e grande porte), visando suprir as necessidades nutricionais distintas e variadas de cada grupo à medida que os cães amadurecem. A maior parte dessas dietas apresenta um quadro com peso e idade para que sejam fornecidas as quantidades certas de alimento de acordo com o crescimento do filhote.

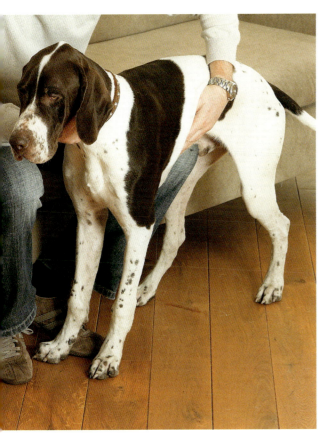

QUESTÕES COMUNS
Alimentação

Posso trocar a ração que o criador estava fornecendo ao meu filhote?

Sim, isso é possível, contanto que a troca seja gradativa. Pode haver algumas circunstâncias na vida de seu filhote que exijam a mudança da dieta; nesse caso, introduza lentamente o novo alimento misturado com o antigo, para que ele se acostume com a diferença de tamanho, sabor e/ou textura. As alterações súbitas podem resultar em diarréia, por isso a troca deve ser feita gradualmente por uma semana; além disso, o dono deve estar preparado para a produção de fezes mais amolecidas em seu filhote durante esse período.

Como posso saber se estou alimentando meu filhote com o alimento correto e nas quantidades certas?

Proceda a avaliação regular de seu filhote, checando o brilho dos olhos e da pelagem, a umidade do nariz e o estado de alerta. O filhote deve ter sempre a "cintura" (circunferência abdominal) visível e costelas passíveis de palpação – indicativos de que o peso não está acima do ideal. Marque check-ups regulares com o veterinário para confirmar se a dieta de seu filhote está no rumo certo.

A posse de outro cão afetará a alimentação do filhote?

Alimente seu filhote após seu cão adulto ter acabado de comer, para que não haja possibilidade de contratempos ou agressões por parte de seu cão mais velho. Além disso, recolha os comedouros de qualquer outro cão ou gato, para que o filhote tenha acesso apenas à sua própria tigela de comida.

◀ As costelas do filhote constituem um bom indicador de seu peso. Se você puder palpá-las com facilidade, o cão não está acima do peso.

PREPARANDO-SE PARA A ADOÇÃO **31**

CASA E JARDIM À PROVA DE FILHOTE
Tome uma atitude antecipada
A exploração e a investigação do ambiente doméstico e de tudo o que nele contém são importantes atividades de entretenimento para o desenvolvimento de seu novo filhote. Como os filhotes exploradores mastigam, lambem, escavam e cutucam tudo o que vêem pela frente, é preciso tomar algumas precauções para evitar acidentes ou lesões, bem como para proteger sua propriedade.

Pense na chegada de seu filhote como se fosse a visita de uma criança de 1 a 3 anos que está aprendendo a andar e tem um olfato apuradíssimo e dentes pontiagudos. Você deve avaliar o que pode vir a ser atrativo para uma criança em seu lar e deixar todos esses itens fora do alcance. Ao remover ou eliminar os riscos em potencial, você garantirá uma chegada feliz e tranqüila, minimizará o risco de acidentes e gastos desnecessários com veterinário e ainda evitará a destruição de pertences valiosos tanto seus como de sua família.

Estabeleça regras básicas
Antes de tudo, é melhor formular algumas regras básicas em relação aos lugares onde ele poderá ou não ter acesso. Por exemplo, mantenha os quartos fora dos limites de acesso ao seu filhote, para que a limpeza fique delimitada a certos locais. Certifique-se de que todos os familiares tenham conhecimento de que essas áreas são proibidas ao filhote e faça uso de barreiras de proteção ou portas fechadas para reforçar essa idéia. Conseqüentemente, essas áreas não precisam ser mantidas tão arrumadas, pois os pertences contidos nelas estarão protegidos de serem mastigados pelo filhote.

Decida o local de toalete – ou seja, dentro ou fora de casa – e considere a instalação de uma portinhola para o cão na porta de casa, se necessário. Se o filhote for fazer suas necessidades fora de casa, ele terá acesso ao corredor do jardim ou apenas a uma pequena parte do quintal? Embora os filhotes devam ser supervisionados todos os dias pela manhã, você pode súbita e inevitavelmente precisar estar em outro lugar; assim, defina um local seguro ou um "cantinho" para o filhote se você tiver de deixá-lo sozinho por um breve período.

Prepare as zonas de acesso permitido ao filhote
Uma vez determinados os ambientes de livre acesso, deixe-o circular entre eles, levando em consideração

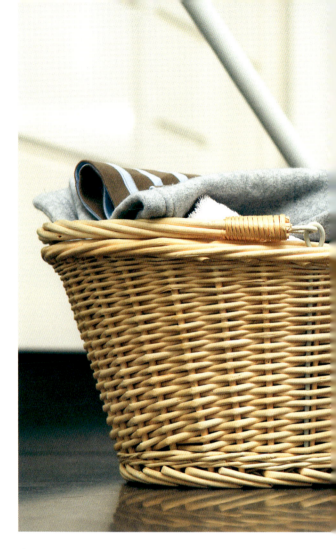

▲ Qualquer coisa deixada no chão será alvo de seu filhote; por isso, mantenha os objetos passíveis de mastigação longe do alcance.

▶ Seus armários também devem ser "à prova de filhote", evitando-se ataques indesejáveis aos locais de armazenamento de alimentos.

tanto a segurança do animal como a proteção de sua propriedade. Mantenha todos os produtos tóxicos e medicamentos longe do alcance, afaste todos os fios elétricos soltos e verifique todos os vãos por onde ele possa passar ou ficar preso.

Os trajetos das áreas comumente utilizadas da casa – cozinha, sala-de-estar e jardim – devem ser à prova de filhote, conforme descrito nas páginas 33-35.

Cozinha
Cesto de lixo Escolha um lixo alto com tampa hermética para evitar que seu filhote o ataque.
Chão Utilize detergentes não-tóxicos para a limpeza. Como os chãos costumam ser escorregadios, evite

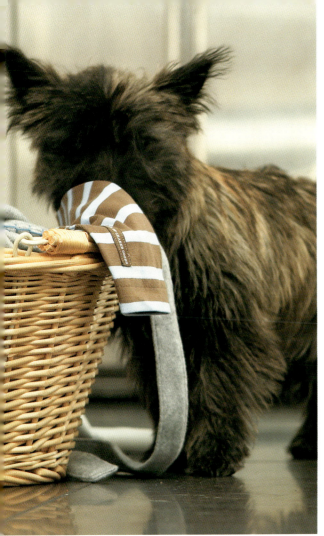

brincar com seu filhote sobre eles. Mantenha seus objetos pessoais distantes do chão para evitar a mastigação ou a micção sobre eles.

Armários Verifique os vãos por onde o filhote possa se enfiar e considere a colocação de travas de segurança nas portas para evitar o acesso.

Eletrodomésticos Seu filhote pode achar divertido se esconder em lava-louças abertas, máquinas de lavar roupa e refrigeradores com conseqüências potencialmente desastrosas; por isso, certifique-se de que todos esses eletrodomésticos estão hermeticamente fechados. O fogão também deve ser mantido fechado; além disso, você deve ter o hábito de deixar os cabos das panelas voltados para dentro para evitar derramamentos.

Panos de prato Esses utensílios são perfeitos para seu filhote mastigar; por essa razão, mantenha-os longe do alcance de seu animal.

Alimentos e bebidas Não induza o filhote a dar pulos, deixando o alimento espalhado. As bebidas quentes não supervisionadas podem ser derramadas e provocar-lhes lesões. Lembre-se de colocar todos esses itens em ordem e guardá-los.

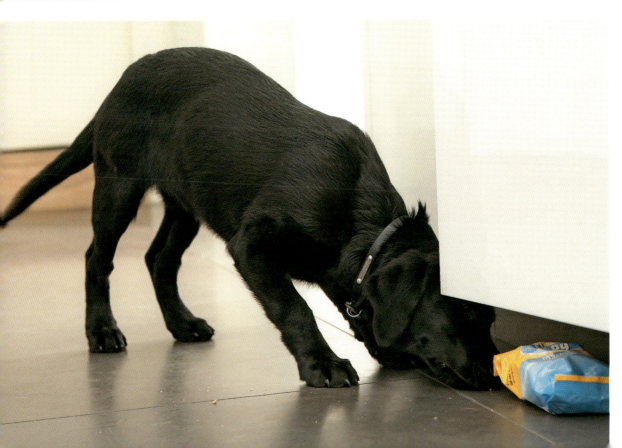

Sala-de-estar

Televisões, luminárias e outros equipamentos eletrônicos Verifique os cabos e os fios soltos que podem ser arrastados ou mastigados como forma de divertimento.

Tapetes Durante o dia, é uma boa idéia dobrar e guardar qualquer tapete que você considere valioso. Os tapetes são os primeiros candidatos à mastigação; além disso, é muito provável que seu novo filhote urine sobre eles.

Mesa de café Se as mesas forem muito baixas, não deixe alimentos, bebidas ou papéis sobre elas, já que todos esses itens possivelmente instigarão a curiosidade de seu filhote.

Objetos de enfeite Qualquer objeto frágil precisa ser colocado fora do alcance ou guardado para evitar acidentes.

Pertences Os sapatos e os chinelos até podiam ficar espalhados pela sala-de-estar antes da chegada do filhote, mas depois disso é melhor que não fiquem. Se você deseja manter esses objetos pessoais intactos, tente mantê-los guardados.

Lareiras As lareiras são perigosas para os filhotes que não respeitam as áreas de acesso proibido. As queimaduras e as pegadas cobertas de fuligem surpreendem o dono que não investe em uma divisória ou tela de proteção contra fogo.

Cortinas e venezianas As cordas de cortinas ou venezianas são muito divertidas para o filhote; por essa razão, esconda-as antes que ele as descubra.

▼ A pausa para o café é importante para você, mas não para seu filhote. Mantenha os utensílios perigosos distantes das mesas de café baixas.

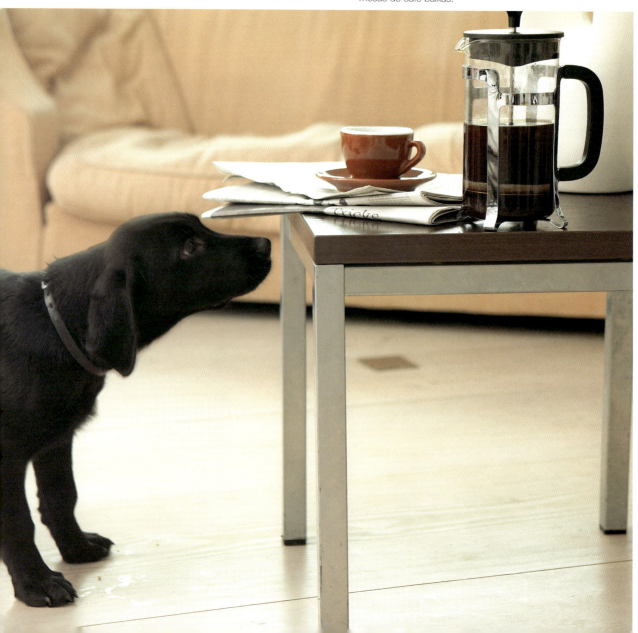

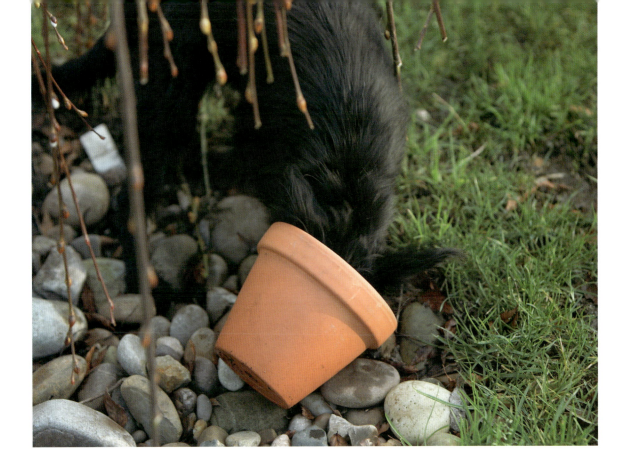

Jardim

Cercas Para manter seu filhote seguro e protegido na idade adulta, avalie a presença de partes rompidas, buracos e cantos pontiagudos em seu jardim. Se sua casa tiver cercas vivas, procure por vãos e cubra-os com tela de arame, se necessário. A altura média de uma cerca para confinar um cão ágil de grande porte pode ultrapassar 2,5 m, enquanto um pequeno terrier seria convenientemente contido por uma cerca de 1,2 m. Pergunte ao criador qual a altura necessária para conter um cão adulto.

Água Os pequenos lagos, as quedas d'água e as piscinas também são potencialmente fatais ao novo hóspede; assim, mantenha seu filhote protegido, isolando e cercando essas fontes de água.

Plantas e canteiros de flores Independentemente de serem espinhosas, venenosas ou preciosas, as plantas são uma constante fonte de diversão para um filhote. Se você deseja manter suas plantas intactas e seu filhote protegido, isole-as ou coloque-as em vasos altos até que a mastigação dele diminua.

Galpão de armazenamento Mantenha a porta de um galpão de armazenamento ou outro local de depósito devidamente fechada, pois é provável que essas áreas contenham pesticidas, bem como outros objetos e substâncias potencialmente nocivas.

▲ Seu filhote fuçará em todos os lugares, fazendo bagunça onde quer que ele esteja!

Portões Certifique-se de que qualquer porta de acesso à rua esteja fechada. Substitua as fechaduras, se necessário, e sempre mantenha os portões fechados.

Mangueira Um brinquedo perfeito para a mastigação, a mangueira pode ser destruída por seu filhote ou ele pode ficar enroscado nela. Mantê-la enrolada e fora do alcance dele pode evitar acidentes ou contratempos.

Para mais informações sobre...
Mastigação, consultar p. 124
Diarréia, consultar p. 140
Cuidado com a pelagem, consultar p. 60
Brincadeiras para filhotes, consultar p. 54
Chegando em casa, consultar p. 45
Adestramento de toalete, consultar p. 46
Visita ao veterinário, consultar p. 37
Passeando de guia, consultar p. 69

PREPARANDO-SE PARA A ADOÇÃO

O VETERINÁRIO
Como obter o melhor tratamento

A clínica veterinária é parte essencial dos cuidados de seu novo filhote, mas o simples pronunciar da palavra "veterinário" pode evocar uma reação de medo em muitos cães. O desenvolvimento de uma boa relação com o veterinário desde o início tornará as visitas agradáveis, sem precisar soletrar a temível palavra para manter seu filhote tranqüilo.

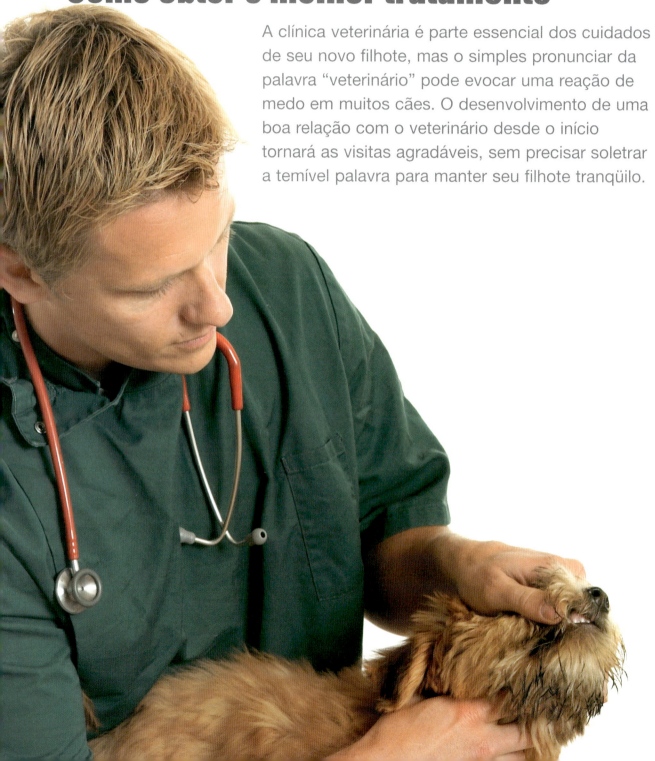

A ESCOLHA DE UM BOM VETERINÁRIO
Faça uma pesquisa de mercado
O serviço fornecido entre uma clínica veterinária e outra pode variar de forma muito significativa. Visite clínicas sem o seu filhote, avaliando os serviços e a presteza da equipe. Repare mais no nível de higiene do que nas taxas cobradas, já que seu filhote merece receber o melhor tratamento em um estabelecimento de qualidade. Peça conselho a outros donos, pois a maior parte deles gosta de falar abertamente sobre seu veterinário, sobretudo se o serviço atendeu às suas expectativas.

Calcule os custos
É pertinente reafirmar aqui que não é barato possuir um cão e que todos os custos veterinários possíveis devem ser considerados antes de se adquirir um. Na pior das hipóteses, seu filhote pode se tornar um animal doente e propenso a acidentes; com isso, as taxas envolvidas no tratamento veterinário serão acrescidas pelo custo de todos os medicamentos preventivos e os cuidados nutricionais básicos para manter seu filhote saudável.

QUANDO IR E O QUE ESPERAR
Orientações iniciais
Para beneficiar tanto a saúde como o desenvolvimento comportamental de seu filhote, é uma ótima idéia fazer uma visita ao veterinário nos primeiros dias após a chegada do cãozinho. Essas apresentações são úteis para que ele se acostume com a abordagem do veterinário, enquanto este recepciona e examina o seu tão estimado bichinho. A exposição do filhote à clínica nessa fase inicial também é uma boa maneira de desenvolver uma relação positiva com o estabelecimento, antes das consultas mais traumáticas para a realização das vacinas e possíveis tratamentos cirúrgicos.

Check-up inicial
Muitos filhotes provenientes de criadores renomados e bem-conceituados são vendidos com garantia de 1 ano, o que lhe confere o direito de devolvê-lo se não estiver em perfeitas condições; por essa razão, é essencial a avaliação de um veterinário para garantir a saúde do filhote antes que se crie um forte elo emocional. Muitas pessoas se apegam ao animal no momento em que põem os olhos nele; dessa forma, é responsabilidade do veterinário falar abertamente e explicar qualquer problema ao examinar o filhote pela primeira vez.

Primeira visita essencial
Em torno de 8 semanas de vida é o momento de levar seu filhote à primeira consulta veterinária. Nesse período, as vacinações, a vermifugação e o tratamento antipulga podem ser necessários para garantir a saúde e o desenvolvimento normal do filhote. Muitos veterinários recomendam check-ups a cada 15 dias nos estágios iniciais para assegurar o ganho de peso com saúde e evitar o surgimento de qualquer problema de saúde ou de comportamento.

O transporte até a clínica
O percurso até o veterinário pode ser suficiente para aterrorizar seu filhote. Mantenha-o em uma gaiola de transporte, especificamente projetada para pequenos animais, revestida com uma cama macia, absorvente e antiderrapante, presa a um cinto de segurança bem ajustado. Se você tiver um compartimento aberto na parte de trás de seu veículo, a gaiola de seu filhote poderá ser adaptada a esse local. De modo alternativo, um filhote de porte maior pode ser preso com um peitoral; a alça desse dispositivo, por sua vez, pode ser amarrada a um cinto de segurança, evitando que o animal fique saltando de um lado para o outro.

Planeje seu percurso para reduzir ao máximo possível o tempo de viagem. Tenha cuidado ao fechar portas, fazer curvas, passar em obstáculos e quando estiver em movimento, para não assustar o filhote. Atraia a atenção dele fornecendo petiscos ou brinquedos. Se ele parecer muito assustado ou enjoado ao viajar em seu carro, consulte a orientação da página 134.

▼ Considere adquirir uma gaiola especial para filhotes para as idas ao veterinário, a fim de transportar sua preciosa carga em segurança.

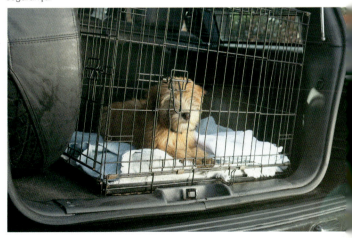

O VETERINÁRIO

TORNE AS VISITAS AO VETERINÁRIO DIVERTIDAS

Crie associações positivas

Muitos cães possuem um medo inato do veterinário, o que pode dificultar a vida tanto do dono como da equipe veterinária. Os ruídos e odores evocatórios da clínica trazem à memória dos animais o desconforto sofrido nas visitas prévias; desse modo, o medo sempre retorna no momento em que eles passam pelas portas da clínica. Para evitar associações negativas, ofereça petiscos e brinquedos antes, durante e após qualquer consulta ao veterinário, tentando tornar a experiência o mais positiva possível. Peça para seu veterinário oferecer um petisco ao filhote após o exame e faça muito carinho em seu animal de estimação como recompensa pelo bom comportamento. Evite responder imediatamente a comportamentos agressivos, já que isso pode reforçar os medos irracionais.

▼ Um grupo de filhotes na clínica veterinária é um meio seguro e agradável de apresentar seu animal de estimação a outros cães.

Socialize seu animal com os funcionários da clínica

Não perca a oportunidade de socializar seu animal de estimação, permitindo que os enfermeiros e os funcionários da clínica se aproximem e interajam com ele. É recomendado, no entanto, que seu filhote evite o contato com outros cães até a aplicação da segunda vacinação de reforço (ver p. 66), a menos que se tenha absoluta certeza de que os outros cães estão completamente vacinados. Para evitar que seu filhote desenvolva medo do veterinário, visite a clínica regularmente para checar o peso – momentos em que seu animal pode se divertir com a experiência sem ser surpreendido por uma injeção.

Grupo de filhotes na clínica

Muitas clínicas veterinárias no Reino Unido recebem grupos de filhotes compostos por até sete animais, que são convidados a passarem alguns momentos de diversão e educação. A visita dura de uma a duas horas

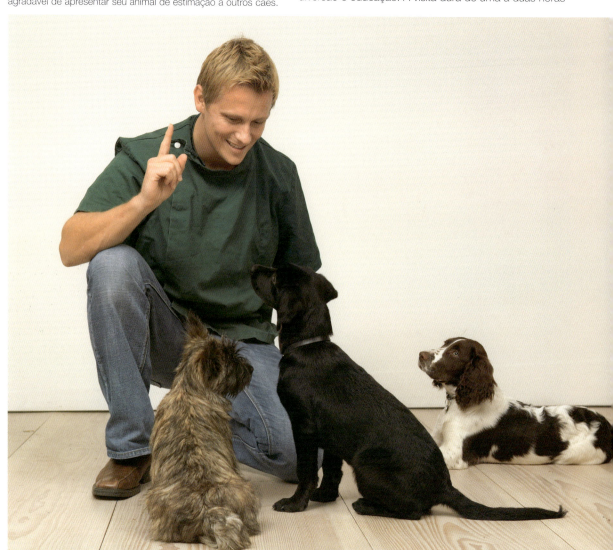

▶ O programa completo de vacinação será concluído em torno de 10-12 semanas.

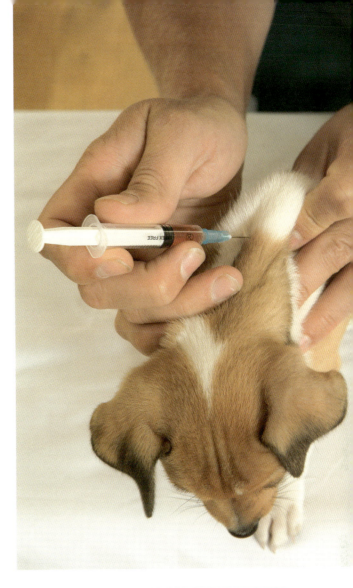

e geralmente não é cobrada Os filhotes costumam fazer esse tipo de visita entre 9 e 12 semanas de vida. Esse procedimento representa uma excelente forma de socializar seu filhote ao possibilitar o encontro com outros cães de mesmo porte e idade junto de seus donos e da equipe veterinária, em um ambiente tranqüilo, seguro e monitorado. Uma visita à clínica com um grupo de filhotes proporciona a seu cão uma experiência mais positiva e agradável. Possibilita também ao dono o aprendizado informal sobre a prática veterinária, sobre a equipe de profissionais e os serviços oferecidos pela clínica, além de aprender orientações valiosas quanto à saúde e ao comportamento de seu animal.

CUIDADOS PREVENTIVOS
Dando proteção
Várias medidas podem ser tomadas para garantir a proteção de seu filhote contra as doenças e os parasitas que podem comprometer a saúde dele. Um filhote está à mercê de inúmeras infecções e doenças nocivas que podem armar verdadeiras "emboscadas" em seu ambiente contra as quais ele mal pode se defender. O uso de medicamentos preventivos ajuda a estimular o sistema imunológico do filhote e protegê-lo, para que ele se torne um cão adulto saudável.

Vacinações
As vacinas são injeções aplicadas no filhote a fim de estimular seu sistema imunológico contra doenças. São muitas as doenças virais que infectam os cães e representam um risco de morte a eles (como as listadas na p. 41); nesse sentido, as vacinas ajudam a produzir anticorpos, protegendo seu filhote contra essas doenças. Seu filhote já recebe certo nível de proteção via leite materno nas primeiras horas de vida. O colostro é produzido pelas glândulas mamárias da cadela imediatamente após dar à luz. Rico em anticorpos maternos, o colostro confere proteção indispensável para um filhote até aproximadamente 12 semanas de vida. As vacinações são iniciadas com 6 a 8 semanas de vida, depois repetidas em torno de 10 a 12 semanas, garantindo a proteção de seu filhote antes da queda nos níveis dos anticorpos maternos.

CRENÇAS ANTIGAS
Crio cães há mais de 20 anos e nunca os vacinei, portanto não acredito em vacinações.

Esta é uma conclusão imponderada, pois a não-ocorrência de uma doença grave é um caso de pura sorte. As doenças passíveis de prevenção por meio da aplicação de vacinas ainda são prevalentes hoje em dia; além disso, é provável que os surtos ocorram conforme as concentrações de cães em áreas urbanas continuem a crescer.

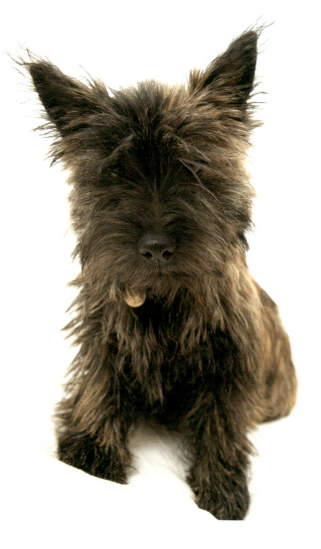

◀ Com 8 semanas de vida, o filhote já deve fazer uma visita ao veterinário para receber a primeira dose de vacina.

Vermifugação

Os vermes intestinais são parasitas comuns em filhotes, causando vômito, diarréia, retardo no crescimento e anemia. Como indicadores de infestação, é possível notar a lambedura excessiva da parte traseira pelo filhote, a aparência barriguda ou a incapacidade de ganhar peso. Há pelo menos 12 espécies diferentes de vermes intestinais conhecidos, que parasitam o trato intestinal do filhote e causam infecções desde o nascimento via leite materno ou pelo próprio ambiente. Alguns desses parasitas são transmissíveis aos seres humanos; assim, manter seu filhote livre de vermes também ajuda a proteger a saúde da sua família.

Os medicamentos utilizados no combate aos vermes apresentam-se em diversas formulações (líquida, pasta, comprimido ou solução tópica), dependendo do peso de seu cão ou dos vermes específicos a serem tratados. Essa flexibilidade é imprescindível na escolha dos vermífugos, já que algumas formulações podem causar desarranjos gástricos em certos filhotes. Os tratamentos mais eficazes contra os quatro tipos de vermes intestinais estão disponíveis nas clínicas veterinárias; algumas preparações são aromatizadas para facilitar a administração.

Os criadores, os proprietários de pet shop ou aqueles que promovem o bem-estar dos animais devem fornecer, no mínimo, um tratamento à base de vermífugos ao filhote antes que você o leve para casa. A vermifugação deve ser mantida a cada 15 dias nos primeiros 3 meses de vida, uma vez por mês até os 6 meses e depois a cada 3 meses no cão adulto.

Os diferentes tipos de vermes tratados incluem: nematódeos, tênias, ancilóstomos e tricúris.

Nematódeos (vermes redondos) O verme mais comum nos filhotes, esse parasita tem um aspecto semelhante a uma pequena minhoca, embora seja de coloração pálida. Além de provocar inchaço na barriga do filhote, a infestação por esse parasita geralmente produz enfraquecimento, pelagem opaca e retardo no crescimento de seu hospedeiro.

Tênias (vermes solitários) Esse verme segmentado maior aparecerá com o aspecto de "grãos de arroz" nas fezes de seu filhote. Ao se fixar no intestino do cão, as tênias eliminam nas fezes os ovos contidos nos segmentos de seu corpo, podendo causar diarréia e vômito em um filhote maciçamente infectado.

As vacinações são aplicadas principalmente sob a forma de uma injeção subcutânea (sob a pele do pescoço, também chamado de "nuca"). Esteja preparado para ouvir um pequeno gemido de seu cão quando a agulha for inserida; determinados cães demonstram um leve desconforto ou prurido (coceira) no local da aplicação alguns minutos depois. Muitos filhotes ficam um pouco abatidos após a primeira dose de vacina – cansaço/fadiga e diminuição do apetite são sinais comuns nas 12 horas seguintes. Se esses sintomas persistirem por mais de 12 horas ou se agravarem, entre em contato com o veterinário.

Como os efeitos positivos da vacinação superam qualquer possível efeito colateral, as vacinações anuais de reforço são recomendadas por toda a vida dos cães a fim de manter uma imunidade sólida contra as doenças potencialmente fatais. Grande parte dos veterinários envia lembretes das vacinações futuras de seu filhote, mas em todo caso atualize seu calendário para evitar que você se esqueça dessa importante medida de precaução.

Doenças comuns prevenidas por vacinação

Parvovírus	Uma doença viral desagradável que causa vômito intenso e diarréia sanguinolenta, levando ao rápido colapso e morte, algumas vezes dentro de 24 horas. Poucos filhotes sobrevivem a uma infecção pelo parvovírus.
Cinomose canina	Essa doença altamente infecciosa e contagiosa é muitas vezes fatal, ocasionando deficiências e deformidades permanentes nos sobreviventes. Com o advento das vacinações de rotina, a doença raramente é relatada.
Hepatite infecciosa canina	Ao atacar o fígado, esse vírus pode causar morte súbita em filhotes dentro de 24 a 36 horas. Os sobreviventes freqüentemente sofrem de hepatopatia prolongada ou transformam-se em portadores, disseminando a doença a outros cães.
Leptospirose	Há duas formas dessa bactéria, disseminadas pela urina dos animais portadores, particularmente pelo rato. Uma das formas causa doença aguda e icterícia, enquanto a outra (uma forma insidiosa mais lenta) resulta em deterioração crônica do fígado e dos rins.
Parainfluenza canina	Comumente conhecida como o agente viral causador da "tosse dos canis", a infecção pelo vírus da parainfluenza induz a uma tosse seca e estridente que pode levar até 10 dias para desaparecer.
Bordetella bronchiseptica	Como uma infecção bacteriana associada à parainfluenza canina, os sintomas semelhantes a uma gripe podem se agravar drasticamente, resultando no surgimento de secreção nasal purulenta espessa e infecção torácica. A vacinação é feita com um spray nasal, e essa inoculação específica é utilizada principalmente quando os animais foram expostos a áreas de alto risco, como canis de hospedagem.
Raiva	Endêmico nos EUA e no sul da Europa, esse vírus está cada vez mais sendo evitado por meio da vacinação à medida que as viagens de animais de estimação têm se tornado mais freqüentes. Todos os passaportes para pequenos animais exigem a comprovação da vacinação contra a raiva para evitar a transmissão da doença e anular a necessidade de quarentena do animal. Um exame de sangue costuma ser necessário para confirmar a adequação no nível de imunidade contra a raiva – nesse caso, a amostra sanguínea é coletada, pelo menos, 30 dias após a vacinação inicial contra a raiva.

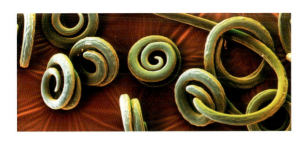

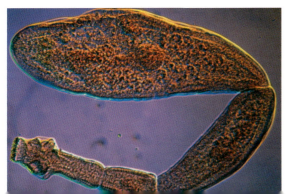

◀ Os nematódeos (imagem superior) e as tênias (imagem inferior) são os vermes mais comuns em filhotes.

Ancilóstomos (vermes em forma de gancho) Muito menos comum do que os dois parasitas citados anteriormente, esse parasita é um verme hematófago (sugador de sangue), que se adere na parede intestinal, causando sangramento e anemia.

Tricúris (vermes em forma de chicote) Esse verme menos habitual é basicamente adquirido via exposição às fezes de um cão infectado, quando o filhote faz escavação da terra ou é levado para passear (em parques, por exemplo). Uma vez localizado no intestino do filhote, esse parasita fixa-se à parede intestinal, produzindo diarréia sanguinolenta e perda de peso.

O VETERINÁRIO

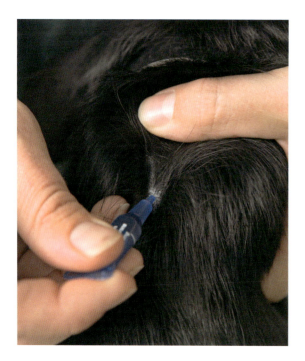

◀ Um tratamento tópico aplicado por seu veterinário representa a melhor forma de se lidar com as pulgas.

tratamentos tópicos realizados pelo veterinário, como a aplicação de *spot-ons* (também conhecidos como *top-spots*) ou certos sprays, tendem a ser mais eficazes; infelizmente, os xampus, as coleiras, os sprays e os talcos antipulgas parecem ter apenas um efeito a curto prazo ou limitado sobre esses insetos irritantes. Avalie o rótulo do produto para se certificar de que o tratamento é seguro para a idade de seu filhote e sempre siga as instruções do fabricante. Se uma infestação de pulgas for detectada, vale a pena tratar sua casa com sprays tópicos para evitar a subseqüente eclosão dos ovos latentes.

Controle de carrapatos, piolhos e ácaros

Além de serem parasitas externos (ectoparasitas) comuns em filhotes, a prevalência de carrapatos, piolhos e ácaros pode variar enormemente conforme a região, o clima e a raça.

▼ Tanto as pulgas (imagem superior) como os carrapatos (imagem inferior) são parasitas externos (também conhecidos como ectoparasitas) encontrados nos cães. Consulte o veterinário em busca de orientação terapêutica.

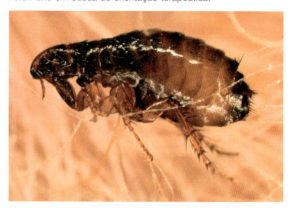

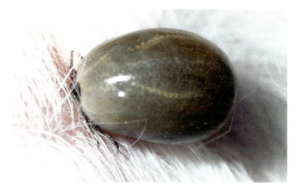

Controle de pulgas

Visíveis a olho nu, as pulgas são os parasitas externos (ectoparasitas) mais comuns, que acometem os cães e causam prurido (coceira) tanto nos filhotes como nos donos só de pensar neles! As picadas desses parasitas hematófagos (sugadores de sangue) tendem a provocar uma reação alérgica branda, causando prurido com conseqüente lesão e infecção de pele. As pulgas também desempenham um papel importante na transmissão de tênias entre os animais e ainda podem causar anemia intensa (ver p. 140) em filhotes muito jovens, pois esses parasitas sugam o sangue a uma taxa 15 vezes maior que seu próprio peso corpóreo por dia.

Além de subsistirem na pelagem de cães (e gatos), as pulgas também podem residir nos carpetes de casas aquecidas, resultando em picadas nos próprios residentes humanos. Com a produção diária de até 50 ovos pela pulga fêmea madura bem-nutrida durante um período de vida de mais de 100 dias, pode ocorrer uma rápida infestação da casa a menos que tratamentos preventivos regulares sejam adotados. A presença de pulgas pode ser facilmente detectada pelo excremento de cor negra desse parasita na pelagem de seu filhote ou pelos sinais de prurido ou doença de pele.

Os tratamentos estão em constante mudança para acompanhar o rápido desenvolvimento de resistência aos medicamentos tradicionais nas populações de pulgas. Os

Carrapatos Criaturas hematófagas extraordinariamente resistentes e robustas, os carrapatos são carreadores conhecidos (vetores) de doença em certas partes do mundo.

Piolhos Esses parasitas tendem a se assemelhar a "flocos de pele", que se acumulam atrás das orelhas, provocando o surgimento de arranhões em torno da cabeça do filhote em função do prurido.

Ácaros Os ácaros da colheita aparecem como uma espécie de grãos de coloração laranja no pêlo e podem ser extremamente irritantes. Essa categoria também inclui os ácaros Demodex e os causadores da sarna sarcóptica que cavam túneis na pele, produzindo infecção e graves doenças de pele.

Os tratamentos contra carrapatos, piolhos e ácaros podem ser utilizados de forma preventiva ou após a infestação – sabe-se que certos medicamentos contra pulgas exercem um efeito sobre alguns desses parasitas, evitando a ocorrência de infecção. Ao suspeitar de uma infecção parasitária, sempre consulte o veterinário para garantir a instituição imediata do tratamento correto.

APLICAÇÃO DE MICROCHIP EM SEU FILHOTE
Como funciona

Utilizada para a identificação permanente de uma série de criaturas (desde cavalos até tartarugas), a aplicação de microchip é altamente recomendada para um filhote recém-adquirido ou recém-adotado. Um microchip corresponde a um pequeno dispositivo do tamanho de um grão de arroz, aplicado sob a pele do cão. Esse microchip possui um número que pode ser detectado passando-se um scanner sobre a área de implantação. Esse número é alimentado com os detalhes de contato do dono do animal em um banco de dados da empresa fabricante do microchip, possibilitando o retorno do animal perdido ao dono certo a partir de um centro de abrigo animal, de uma clínica veterinária ou de uma organização governamental – todos dotados de um scanner apropriado.

Como e quando aplicar

Para a aplicação do microchip sob a pele do pescoço ou da "nuca" do animal, o veterinário necessita de uma agulha calibrosa. Como a implantação do microchip pode causar um ligeiro desconforto em seu filhote, esse procedimento pode ser feito na fase inicial da vacinação ou durante a aplicação das vacinas de reforço (ver p. 66). De modo alternativo, a aplicação do microchip pode ser efetuada simultaneamente à castração, uma vez que o animal estará sob anestesia (ver p. 110).

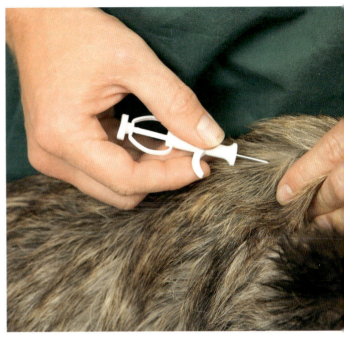

▲ A aplicação subcutânea (sob a pele) de um microchip no pescoço do filhote possibilitará o encontro de um animal perdido e o retorno ao seu lar.

Para mais informações sobre...
Terapias alternativas, consultar p. 152
Anemia, consultar p. 140
Doenças comuns em filhotes, consultar p. 138
Tosse dos canis, consultar p. 139
Castração, consultar p. 110
Cuidando de seu filhote doente, consultar p. 142
Primeiros-socorros para o filhote, consultar p. 143
Ressuscitação, consultar a p. 146
Cinetose ou enjôo de viagem e fobia de carro, consultar p. 134

O VETERINÁRIO

Trazendo seu filhote para casa

Os primeiros dias

A mudança para um novo ambiente pode ser muito estressante para seu filhote, mas há muita coisa que você pode fazer para atenuar essa transição. Desde o primeiro dia, você também deve iniciar o adestramento de toalete e a socialização, bem como aprender como o filhote se comunica. Mas haverá também muito espaço para diversão e brincadeiras!

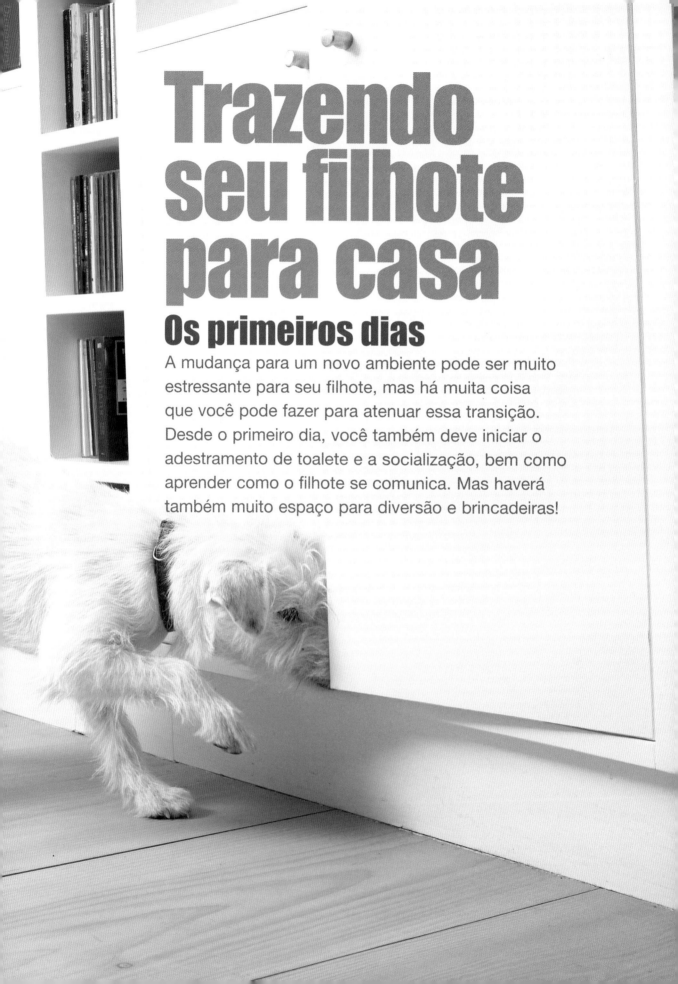

TRAJETO ATÉ O NOVO LAR
Proporcione conforto e segurança

O melhor período para buscar seu novo filhote é no início da noite, quando provavelmente ele já se alimentou e estará um pouco sonolento. Ele, então, deve ser acomodado e, se você estiver com sorte, dormirá durante o trajeto para casa. Leve cobertores para envolvê-lo, "esfregando-os" na mãe e nos irmãos antes de você deixar o local. Esses odores confortarão o filhote durante o percurso até o novo lar e no transcorrer dos próximos dias.

É uma boa idéia transportar seu filhote em uma caixa de papelão ou em um contêiner de transporte, revestidos com tapete de adestramento para filhote ou papel absorvente, além da toalha impregnada com os odores da mãe e dos irmãos. A caixa ou o contêiner de transporte devem ser presos por um cinto de segurança para maior estabilidade ou, então, um passageiro pode segurá-lo com firmeza. O motorista deve dirigir devagar, tendo o cuidado de não provocar agitação sobre o filhote.

ACOMODAÇÃO
Pegue-o com delicadeza

Ao chegar em casa, mantenha o menor nível de agitação possível, brincando com o filhote apenas durante um curto espaço de tempo e fazendo com que ele explore brevemente seu novo lar. Ofereça uma pequena refeição de qualquer tipo de alimento que ele já tenha ingerido. Depois, dê a ele a oportunidade de utilizar um tapete de adestramento próprio para filhote ou apresente o jardim para que ele possa fazer as necessidades antes de mostrar a ele onde dormirá e colocá-lo para dormir.

Sobrevivendo à primeira noite

Existem diferentes linhas de pensamento em relação à primeira noite de um filhote e como ela deve transcorrer. Algumas pessoas acreditam que os filhotes devem ser gradativamente aclimatizados às acomodações para dormir em uma casa, enquanto outros defendem que o dono deve manter o filhote em qualquer cômodo e ignorar o choro e os ganidos que, provavelmente, ocorrerão no início. As duas abordagens têm seus méritos.

Faz sentido manter seu filhote perto de você, já que os cães são animais que gostam de viver em grupo por natureza e sobrevivem sob o conforto e a segurança de outros. Mas, mais cedo ou mais tarde, você terá de deixá-lo sozinho; assim, é uma boa idéia acostumá-lo a dormir sozinho desde o início, sem depender de ninguém. Se você sentir que isso não será possível na primeira noite, é recomendável que ele durma no local onde você deseja que ele continue dormindo. Permitir que ele durma em seu quarto – ou ainda pior, em sua cama – pode gerar um filhote que não consegue se manter sem a sua companhia ou induzir ao desenvolvimento de distúrbios de separação.

DIÁRIO DE BETTY
Chegando em casa

Dia 1 Depois de dar adeus ao seu adorável criador, meu lindo filhote de Border Terrier de 8 semanas de vida e eu começamos nossa longa jornada até em casa. Ela provou ser uma boa companheira de viagem, ficando bem acomodada no contêiner de transporte, o qual eu abria de tempos em tempos durante o trajeto para poder contemplar minha preciosa "carga".

Ao chegar em casa, Betty explorou a sala de estar, se alimentou bem e brincou, já mostrando os primeiros sinais de sua inteligência ao compreender a brincadeira de sair para ir buscar alguma coisa logo no primeiro dia! Ao colocá-la no engradado na hora de dormir, preparei-me para ouvir os ganidos, pois ela havia feito uma espécie de ninho com o cobertor impregnado com o cheiro da mãe no banheiro ao lado do meu quarto. É compreensível que Betty deva ter ficado chateada por ser presa em um lugar estranho após ter desfrutado a companhia da mãe e dos três irmãos até aquele momento. Os ganidos, no entanto, foram piores do que eu imaginava e continuaram por algumas longas horas até que finalmente consegui fazê-la dormir com palavras confortantes. Mas eu mal sabia que o pior ainda estava por vir...

Lições aprendidas

Esteja preparado para uma péssima noite de sono. Por via das dúvidas, tente folgar no trabalho no dia seguinte, já que as chances de você não conseguir dormir nada são grandes!

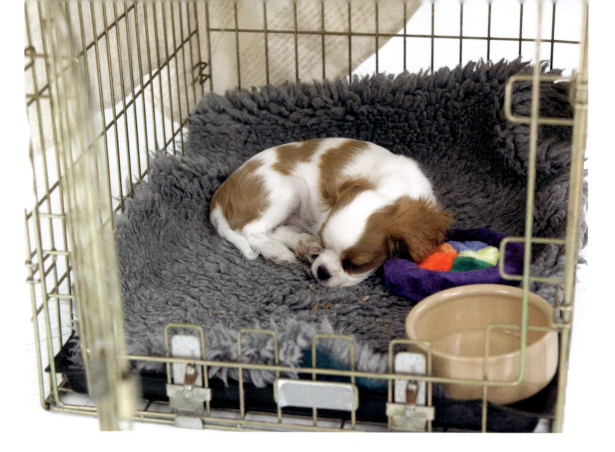

Alivie a angústia do filhote
A abordagem que costuma ser recomendada é colocar o filhote em um engradado revestido com uma cama e um tapete de adestramento próprio para filhote (ver p. 47). A colocação de uma almofada aquecida ou uma bolsa de água quente na cama também não deixa de ser uma boa idéia, para mimetizar o calor gerado pelos outros filhotes e pela mãe na hora de dormir. Isso o ajudará a se sentir protegido em qualquer outro cômodo e você ficará aliviado de saber que ele está preso e seguro. Um produto de ferormônio apaziguador de cães ou DAP (ver p. 133), borrifado diretamente na cama ou sob a forma de um difusor, será útil no estabelecimento de seu filhote em seu novo lar.

DORMINDO SOZINHO
Ajude a aclimatização do filhote ao ambiente
Nas primeiras noites, é quase certo que ele ficará agitado, além de ganir e choramingar. Não fique tentado a ir vê-lo sempre que ele chorar, pois isso reforçará a idéia de que ele ganhará sua atenção ao vocalizar. Esse erro precoce resultará em um filhote mais insistente e prolongará o tempo despendido para que ele tenha condições de lidar com o fato de dormir sozinho. Colocar uma música de fundo ou falar com o filhote a partir de outra sala pode ajudar a confortá-lo sem que você precise se levantar da cama quando chamado.

▲ Um engradado próprio para filhote é um abrigo perfeito para o novo membro da família – um lugar só dele, onde ele pode se recolher.

Espere ter uma média de 6 horas de sono por noite nas primeiras semanas. Esse período aumentará conforme seu filhote se acostumar a dormir sozinho e vocês dois entrarem em uma rotina.

ADESTRAMENTO DE TOALETE
Seu maior desafio
O único e maior motivo de levar o dono ao desespero durante os primeiros dias de posse de um cão é tentar e falhar no adestramento doméstico. O adestramento de toalete consiste em um processo que exige muita paciência de sua parte. Instintivamente, os filhotes urinarão distante do local de repouso, pois está no instinto dos cães comportarem-se dessa forma a partir da terceira semana de vida. Eles comportam-se do mesmo modo no ambiente doméstico; por essa razão, o adestramento é necessário para ensinar ao seu filhote que dentro de casa não é o local correto para ele fazer as necessidades, mas sim fora.

Primeiras medidas
Em princípio, utilize um tapete de adestramento próprio para filhote, colocando-o no canto de uma sala. Os

tapetes de adestramento são impregnados com um hormônio que, quando inalado pelo filhote, o estimula a urinar sobre eles. Quando você não conseguir monitorar as atividades dele dentro de casa, coloque-o no engradado ou no chiqueirinho para restringir os locais onde ele fará as necessidades. Forre o engradado ou o chiqueirinho com plástico e material absorvente para facilitar a limpeza.

É recomendável que você o leve para fazer as necessidades fora de casa assim que possível, para que você não precise adestrá-lo duas vezes – uma vez a defecar ou urinar dentro de casa sobre o tapete, e depois a ir evacuar novamente fora de casa. Quando o filhote fizer as necessidades no lugar correto, dê muito amor, atenção e até petiscos para reforçar a lição aprendida.

Planejamento de toalete

Estabeleça uma rotina de alimentação e passeios, para que você possa avaliar o momento mais provável em que seu filhote terá vontade de fazer suas necessidades. A maior parte dos filhotes defeca dentro de 20 minutos após a refeição; dessa forma, é possível que você maximize a taxa de sucesso planejando passear com seu filhote fora de casa nesse meio-tempo. Tenha em mente que tomar essa precaução ajudará a evitar qualquer acidente, mantendo sua casa limpa e, acima de tudo, livre de estresse. Grande parte dos filhotes tende a estar completamente adestrado em torno de 6 meses de vida, embora você deva estar preparado para aceitar a possíveis erros ocasionais até 1 ano de idade.

▼ Em princípio, o dono pode utilizar tapetes absorventes como uma espécie de alvo para o adestramento de toalete do filhote dentro de casa.

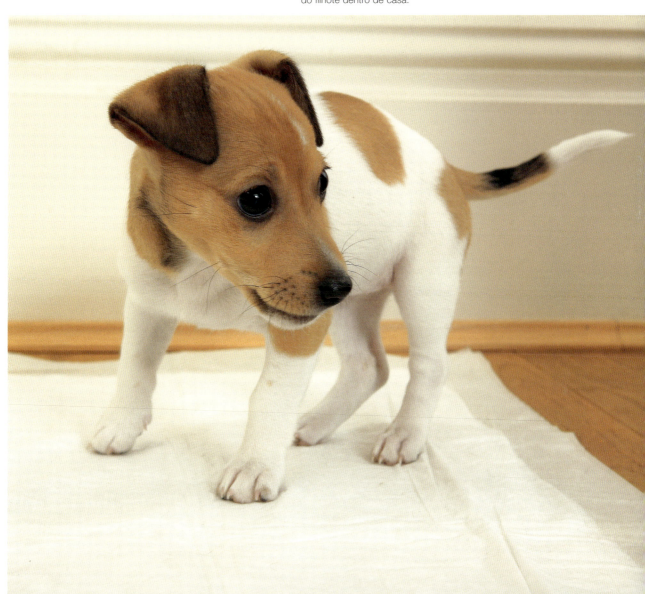

RECEITAS DE UM ADESTRAMENTO DE TOALETE BEM-SUCEDIDO

Seja pró-ativo
Leve seu filhote para o jardim ou para uma área fora de casa assiduamente após ele ingeri alimentos ou água, depois de praticar exercícios e imediatamente ao acordar e antes de ir dormir. Dessa maneira, você pode aproveitar a oportunidade no momento em que ele precisa ir ao banheiro, dando-lhe a melhor chance de fazer isso no local certo.

Estabeleça um comando padrão
Use um comando como "faça pipi" quando ele estiver indo fazer as necessidades. Assim, esse comando se tornará sinônimo desse ato de fazer as necessidades e o filhote começará a fazê-las a pedido do dono.

Reforce com recompensas
Recompense seu filhote quando ele fizer as necessidades no lugar certo, oferecendo-lhe muitos petiscos e elogiando-o, de modo a reforçar positivamente a lição de que evacuar ou urinar fora de casa é o correto. O filhote beneficia-se por agir de forma correta e começa a associar o toalete com sensações felizes e positivas.

Tome medidas de correção
Apenas repreenda seu filhote quando você realmente pegá-lo no flagra, fazendo as necessidades em um local inapropriado; para interrompê-lo, fale um sonoro "não". Em seguida, chame-o imediatamente para que ele acompanhe você até a porta, conduzindo-o ao local correto a fim de que ele conclua o toalete. Se você conseguir interrompê-lo por um período de tempo suficiente para induzi-lo a acompanhar você para fora de casa, ele começará a aprender as duas partes da lição de um toalete correto: primeiro, pedir para sair, caminhando até a porta; e segundo, ir fazer as necessidades realmente fora de casa.

Evite repreensões após o acidente
Não repreenda seu filhote se você encontrar algumas "surpresas" dentro de casa. Repreendê-lo depois do evento só o assustará e possivelmente causará um retrocesso em todas as outras áreas de seu desenvolvimento comportamental, pois ele não terá a mínima idéia do que está provocando seu grito.

É uma boa idéia limpar a bagunça fora da visão de seu filhote, pois sua linguagem corporal demonstrará seu desagrado e aborrecimento, o que será facilmente detectado por seu animal de estimação. Por conseqüência, ele fará as necessidades em locais mais escondidos da próxima vez para evitar sua ira. Como será mais difícil encontrar esses lugares, é menos provável que você o pegue no flagra. Utilize um removedor ou detergente biológico para garantir a remoção de qualquer odor. Os removedores ou detergentes mais fracos podem deixar alguns resquícios

▼ O passeio assíduo com seu filhote no jardim aumentará de forma drástica as chances de um adestramento de toalete bem-sucedido.

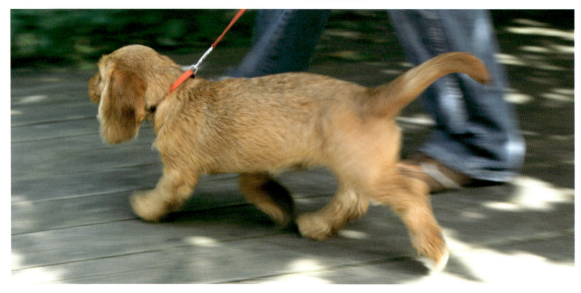

de odor, estimulando o filhote a fazer as necessidades no mesmo local.

Aprenda a interpretar os sinais de alerta

Andar em círculos e farejar o chão é uma indicação clara de que seu filhote precisa fazer as necessidades. Aprender a identificar esse comportamento canino básico permite que você interfira antes que ele evacue ou urine dentro de casa, conduzindo-o até o local onde você gostaria que ele fizesse as necessidades.

COMUNICAÇÃO CANINA
Vocalizações

Como um complemento da postura do corpo (ver p. 50), o uso de vocalizações é um importante recurso de expressão utilizado pelo cão. Os atos de latir, rosnar, uivar, urrar, ganir, choramingar, ranger e gritar indicam diferentes estados emocionais, dependendo da intensidade de sua emissão, e tendem a ser razoavelmente óbvios. Os sons de baixa intensidade são mais ameaçadores, intimidadores ou um alerta para se afastar, enquanto os de intensidade mais elevada indicam a reação inversa.

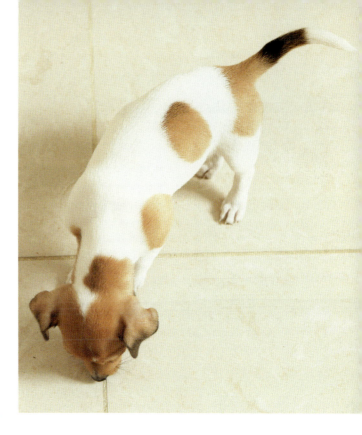

▲ Se seu filhote começar a farejar o chão, isso é sinal de que ele precisa fazer suas necessidades!

QUESTÕES COMUNS
Adestramento de toalete

Como adestro o toalete do meu filhote quando eu não tenho um jardim em casa?

Adestrar um filhote que mora em um apartamento pode ser mais difícil e levar um pouco mais de tempo, especialmente porque as primeiras semanas de vida devem ser gastas na segurança de seu lar. O uso de um tapete de adestramento próprio para filhote em uma parte de pouca movimentação em seu apartamento ensinará os conceitos básicos de adestramento de toalete até que seu filhote tenha recebido todas as vacinas e possa sair. Os passeios regulares são a chave do sucesso; portanto, encontre um pequeno pedaço de grama próximo à sua casa para rápido acesso. Leve um fragmento sujo do tapete de adestramento junto com você, pois o odor de urina pode estimular o filhote a fazer as necessidades fora de casa. Não deixe de recompensá-lo com atenção e elogio quando ele fizer as necessidades no local escolhido por você.

Nessas circunstâncias, é provável que ele continue a fazer as necessidades dentro de casa por mais tempo do que um filhote que tenha acesso a uma área externa desde o início, mas com uma dose extra de paciência e dedicação ele finalmente atingirá o nível aceitável de adestramento.

Tento adestrar meu filhote já faz algum tempo, mas parece que ele não está melhorando. O que devo fazer?

Nesse caso, é melhor consultar o veterinário ou um especialista em comportamento animal (ver p. 117). A ocorrência de infecções e distúrbios urinários é rara nessa idade precoce, mas esse pode ser o motivo pelo qual o filhote está lutando contra o adestramento doméstico. Há a possibilidade também de ele ter problemas comportamentais inerentes, como medo ou erros inconscientes cometidos por você no adestramento, que podem estar provocando essa evolução lenta. Essas questões podem ser rapidamente resolvidas com a ajuda de um especialista em comportamento animal, para evitar que o toalete dentro de casa se torne um comportamento aprendido e normal para seu filhote.

TRAZENDO SEU FILHOTE PARA CASA 49

INTERPRETAÇÃO DA LINGUAGEM CORPORAL DO FILHOTE
O que seu filhote está querendo dizer?

Apesar de não compreenderem a linguagem do ser humano, eles conseguem interpretar os comandos verbais, sobretudo quando utilizados em conjunto com um gesto físico. Da mesma forma que nossas expressões faciais complementam as palavras ditas, um cão utiliza a postura do corpo para expressar seus sentimentos. Um filhote será mais bem compreendido conhecendo-se a linguagem corporal básica usada em interações caninas para propagar a agressão física e promover encontros amistosos. Também é importante conhecer as vocalizações, que indicam quando seu filhote pode estar assustado, frustrado ou com ótimo humor (ver p. 51). Aprender a compreender as diferenças entre os sentidos do filhote e os do homem (ver p. 52) também ajuda a adaptar o adestramento e as brincadeiras à sua nova companhia canina e aumentar o amor entre vocês.

Cauda Originalmente destinada a ajudar no equilíbrio, a cauda faz parte de uma das linguagens corporais do cão mais compreendidas pelos seres humanos. O abanar da cauda é um sinal comum de contentamento e alegria do cão; quanto mais rápido a cauda balançar, mais feliz, confiante e entusiasmado o cão estará. A posição da cauda também é um forte indicador do estado emocional de um cão: a cauda ereta sinaliza um cão dominador, estimulado ou confiante, enquanto a cauda entre as pernas indica nervosismo, medo ou submissão.

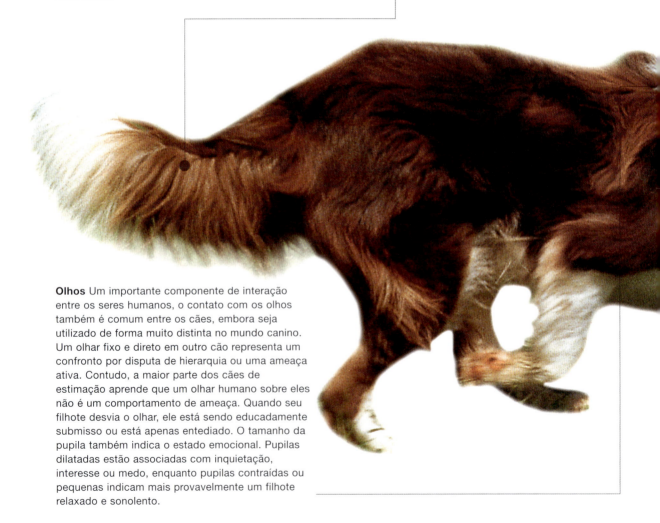

Olhos Um importante componente de interação entre os seres humanos, o contato com os olhos também é comum entre os cães, embora seja utilizado de forma muito distinta no mundo canino. Um olhar fixo e direto em outro cão representa um confronto por disputa de hierarquia ou uma ameaça ativa. Contudo, a maior parte dos cães de estimação aprende que um olhar humano sobre eles não é um comportamento de ameaça. Quando seu filhote desvia o olhar, ele está sendo educadamente submisso ou está apenas entediado. O tamanho da pupila também indica o estado emocional. Pupilas dilatadas estão associadas com inquietação, interesse ou medo, enquanto pupilas contraídas ou pequenas indicam mais provavelmente um filhote relaxado e sonolento.

Orelhas Embora tenham diferentes formatos dependendo da raça, as orelhas do cão são capazes de transmitir uma série de emoções. A posição da orelha do filhote dá uma noção de como ele está se sentindo; por exemplo, as orelhas voltadas para trás ou baixas em contato com a cabeça significam medo, agressão ou submissão. As orelhas eretas ou deslocadas para frente indicam que seu filhote está se sentindo confiante, alerta e "pronto para a guerra".

Sobrancelhas O formato e a posição das sobrancelhas podem oscilar. As sobrancelhas relativamente mais expostas e enrugadas revelam um estado de raiva, ao passo que as sobrancelhas relativamente pouco expostas e relaxadas sinalizam um estado emocional passivo.

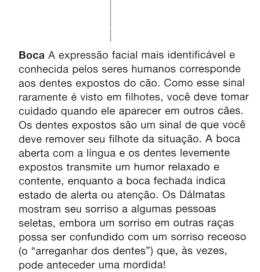

Boca A expressão facial mais identificável e conhecida pelos seres humanos corresponde aos dentes expostos do cão. Como esse sinal raramente é visto em filhotes, você deve tomar cuidado quando ele aparecer em outros cães. Os dentes expostos são um sinal de que você deve remover seu filhote da situação. A boca aberta com a língua e os dentes levemente expostos transmite um humor relaxado e contente, enquanto a boca fechada indica estado de alerta ou atenção. Os Dálmatas mostram seu sorriso a algumas pessoas seletas, embora um sorriso em outras raças possa ser confundido com um sorriso receoso (o "arreganhar dos dentes") que, às vezes, pode anteceder uma mordida!

POSTURA DO FILHOTE
Mostra como ele se sente

A postura de um filhote varia de forma drástica, com diferentes poses expressando diferentes emoções. A pose de brincadeira é uma postura comum para um filhote, com as patas da frente arqueadas e o corpo espichado como se fosse se espreguiçar – indicando claramente que ele está disposto a brincar. Uma postura ereta com as pernas estendidas e o pêlo do pescoço em pé pode indicar medo, domínio ou agressão. Ao repousar com as pernas estiradas para o lado, o filhote está se sentindo seguro o bastante para descansar nessa posição vulnerável. Rolar sobre si mesmo com as patas posteriores suspensas e a cabeça para trás constitui a forma máxima de submissão, além de ser um convite escancarado para que você esfregue sua barriga.

▼ Uma pose de brincadeira (imagem superior) é sinal de um filhote dócil e brincalhão. Quando o filhote vira de barriga para cima (imagem inferior), ele está assumindo uma postura submissa ou confiante.

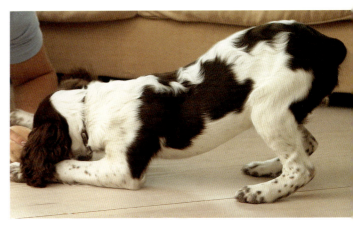

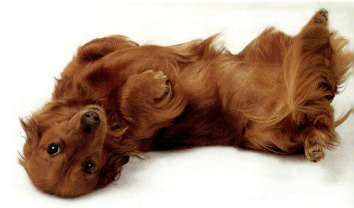

TRAZENDO SEU FILHOTE PARA CASA

SENTIDOS DO FILHOTE
Visão
Surpreendentemente inferior em comparação com a visão dos seres humanos, acredita-se que os cães enxerguem o mundo em tons de amarelo, verde e cinza. As cores mais escuras, como azul, aparecem mais como uma coloração preta para o cão, enquanto as mais claras são vistas em tons de cinza. Portanto, utilizar brinquedos nas cores azul, vermelho ou branco funciona bem, em virtude do contraste com a grama verde.

Olfato
Os cientistas estimam que o olfato do cão seja 10.000 a 1 milhão de vezes mais sensível que o nosso e que o olfato de seu filhote jamais deixará de surpreender você. Ao usarem o olfato altamente aguçado, os cães têm ajudado seus donos durante séculos na busca por alimento.

Audição
A maior diferença entre a audição humana e a do filhote está na faixa de alta freqüência. Os sons de alta intensidade são utilizados em apitos para chamar a atenção dos cães a longas distâncias. Em níveis não-detectáveis ao ouvido humano, os sons de alta intensidade produzidos por alguns utensílios domésticos (como aparelho de televisão ou aspirador de pó) podem explicar o latido de alguns filhotes. Em geral, acredita-se que a audição do cão seja em torno de 10 vezes mais sensível que a nossa – motivo pelo qual muitos ficam nervosos perto de ruídos estrondosos, como fogos de artifício.

Paladar
Com um paladar bem menos sensível que o nosso, os cães são conhecidos por gostarem de doces. Eles não compartilham nossa necessidade de alimentos salgados, pois uma dieta à base de carne é naturalmente rica em sal. Seu filhote deve ser supervisionado de perto no ambiente doméstico para evitar o acesso a substâncias doces que possam ser perigosas. A atração por alguns doces (como chocolate) ou itens domésticos de sabor doce (como água do radiador de carros) é comum em cães, e o consumo desses produtos pode vir a ser fatal (ver p. 150).

Tato
Os cães utilizam o tato de uma forma semelhante aos seres humanos, ou seja, para estimar a temperatura, exercer pressão sobre o corpo ou objetos em seu ambiente e sentir dor. Um dos motivos mais importantes pelos quais os cães são companhias perfeitas para os seres humanos está no uso do tato/toque para se comunicar. Fortemente associado com a emoção, o emprego do tato é primordial na comunicação com seu filhote e no desenvolvimento de uma estreita ligação com ele.

COMO É O APRENDIZADO DE SEU FILHOTE
Lições da natureza
Como um animal que vive em grupo, as primeiras lições de um filhote são aprendidas por meio de brincadeiras e pela imitação de outros animais em seu grupo. Com 8 semanas de vida, seu filhote já aprendeu as lições vitais da mãe e dos irmãos e agora está pronto para ser moldado no cão que você gostaria que ele fosse perto das pessoas.

A hierarquia na matilha selvagem é crucial para o bem-estar individual de cada animal. Cada membro conhece seu próprio lugar e trabalha com os outros como uma equipe, sem agressão, a fim de maximizar as chances de sobrevivência do grupo. Entender o significado de se exercer domínio sobre seu filhote sem a necessidade de aplicar uma punição física é de suma importância para garantir um ambiente doméstico calmo e criar um cão satisfeito.

Os cães selvagens raramente vocalizam, utilizando a linguagem corporal para se comunicar uns com os outros. Para os seres humanos, no entanto, a

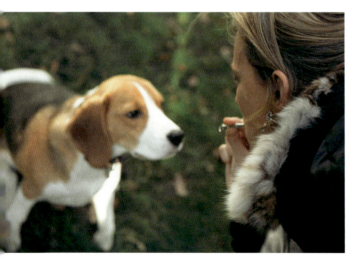

◀ Um apito para cães utiliza sons de alta freqüência para chamar a atenção do seu filhote até você.

comunicação verbal é muito mais relevante; dessa forma, o uso de comandos verbais com gestos físicos óbvios constitui a melhor abordagem para ensinar a seu filhote o que você gostaria que ele fizesse.

Recompensas pelo bom comportamento
A atenção e o carinho devem ser merecidos e considerados tanto quanto um petisco mastigável. Se ajudar, pense em seu filhote como um filho exigente – dar atenção pelo mau comportamento apenas o estimulará a agir da mesma forma novamente. Recompense o filhote somente pelos bons modos e pelo comportamento tranqüilo, ignorando o mau comportamento e os erros. Se necessário, use alimentos como forma de recompensa para fazer com que seu filhote compreenda quando ele se comportou corretamente.

Tentativa e erro
O método de tentativa e erro consiste em um processo de aprendizado comum tanto no comportamento canino como no humano. Nesse sentido, seu filhote pode começar a notar a relação entre um comportamento e sua conseqüência, seja ela positiva ou negativa. Aprender com os erros e obter resultados positivos com o êxito são ferramentas eficientes que você pode utilizar para adestrar seu filhote. Por exemplo, um filhote que recebe atenção apenas quando está quieto rapidamente perceberá que o latido induz a uma falta de carinho por parte do dono.

BRINCADEIRAS COM SEU FILHOTE
Estabeleça uma confiança mútua
As brincadeiras representam um componente crucial no desenvolvimento de seu filhote, além de serem um excelente meio para que você crie uma forte relação de amizade com ele. As brincadeiras regulares aumentarão a disposição dele ao ingressar no adestramento básico. Além disso, tenha em mente o conceito de que as pessoas são fontes de diversão e entretenimento, levando ao desenvolvimento de um cão adulto mais sociável, feliz e bem-equilibrado.

As brincadeiras ajudam seu filhote a superar o medo do desconhecido, aumentando a confiança por desviar a atenção dele de aspectos do ambiente que já podem lhe ter preocupado. Ao exercitarem o intelecto e os instintos naturais, as brincadeiras lúdicas estimulam os sentidos e queimam um pouco do excesso de energia do filhote até que ele possa sair de casa com segurança.

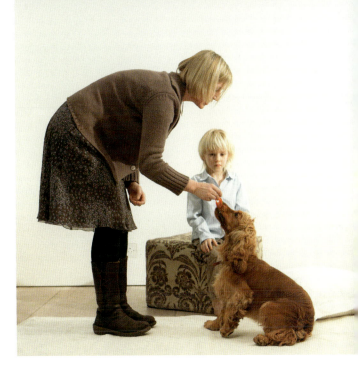

▲ Reforce o bom comportamento com recompensas (p. ex., petiscos), elogios ou brincadeiras com o brinquedo favorito.

Continue a ser o líder
Os filhotes de cães selvagens lutarão entre si em uma batalha de vontades e força para afirmar sua posição na hierarquia. Tendo isso em mente, qualquer brincadeira instituída com seu filhote deve resultar na vitória do dono na maior parte das vezes e na posse do brinquedo em questão. Isso ensina ao filhote desde cedo quem é que manda, estabelecendo limites de comportamento que ele terá de seguir para agradar você.

Proíba as brincadeiras rudes
Um importante aspecto a ser lembrado é que vocês estão brincando em um jogo entre homem e cão e não entre cães, o que envolveria o uso dos dentes. Qualquer brincadeira rude, como empurrar seu filhote, lutar no chão ou incentivar as mordidas ou tentar agarrar as mãos ou roupas (intencionalmente ou não) deve ser banida. Esses tipos de atividades podem estimular seu filhote a morder. Embora sejam brandas e inofensivas nessa fase inicial, as brincadeiras rudes provocam um padrão de comportamento que pode vir a se tornar perigoso. Se os dentes de seu filhote entrarem em contato com sua pele durante qualquer atividade, ainda que seja acidental, interrompa a brincadeira imediatamente para ensiná-lo que a mordida não faz parte da diversão.

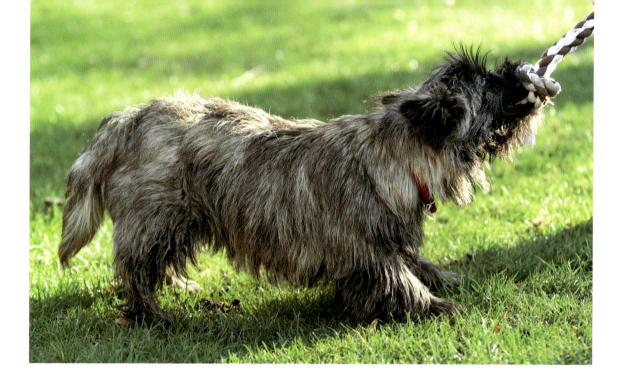

BRINCADEIRAS PARA FILHOTES
Cabo-de-guerra
Essa brincadeira bem conhecida é apreciada por muitos filhotes, embora deva ser considerada com cautela. Sempre vença mais do que perca, pois, caso contrário, seu filhote acreditará ser mais forte do que você e desafiará sua autoridade. Assim que você tiver vencido, o brinquedo utilizado na brincadeira deve ser guardado e colocado fora do alcance dele; do contrário, ele pensará que venceu a batalha e guardará o prêmio.

Jamais tracione ou suspenda o filhote do chão com o brinquedo, pois isso pode machucar os dentes ou a boca. Se você o considera de temperamento excessivamente dominante, é melhor evitar esse tipo de brincadeira.

Caça ao tesouro
Essa brincadeira utiliza o olfato de seu filhote para que ele procure por petiscos espalhados pela casa até encontrá-los. É uma brincadeira divertida e apreciada por todos os filhotes, mas os cães de caça "arrasam" na performance. A busca pelo alimento é um instinto natural em todos os cães, e essa brincadeira o estimula a deixar de lado qualquer sentimento de medo e explorar o ambiente na procura por um petisco saboroso.

Comece colocando os petiscos enquanto seu filhote olha atentamente para você e depois dê um comando como "encontre" ou "procure" antes de soltá-lo. Assim

▶ Farejar e procurar por brinquedos carregados de petiscos em torno da casa é uma brincadeira divertida, especialmente para os filhotes das raças de caça.

▲ Os cães da raça Terrier adoram a brincadeira de cabo-de-guerra, pois com ela seus instintos predatórios de "sacudir e destruir" vêm à tona.

que ele estiver craque nisso, torne a brincadeira ainda mais difícil, escondendo petiscos e brinquedos em torno da casa ou do jardim sem que ele veja. Alguns brinquedos podem ser impregnados com um odor atrativo, enquanto outros (como *kongs*) podem ser cobertos com um spray de fígado disponível em pet shops ou preenchidos com petiscos comestíveis. Essa simples mas recompensadora brincadeira estimula a

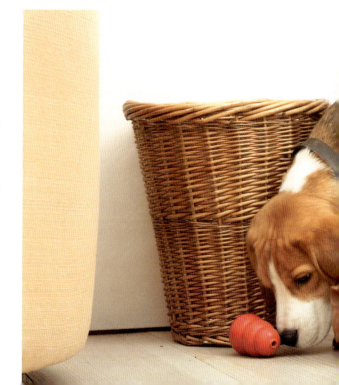

▶ Outros animais domésticos precisam ser apresentados ao seu filhote o mais cedo possível, para evitar as manifestações potenciais de medo ou agressão.

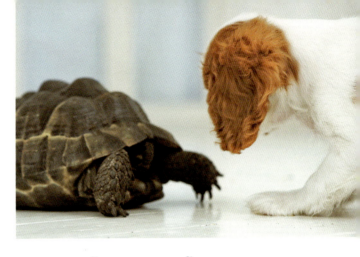

natureza exploradora intrépida inerente a todos os filhotes, além de aumentar drasticamente sua confiança e diversão em casa.

Jogo de busca

Um jogo de busca pode ser apreciado por seu filhote desde sua chegada em casa, contanto que os cães já tenham sido domesticados. Embora a capacidade de sair para ir buscar alguma coisa seja uma habilidade inerente encontrada nos cães de caça (como os Retrievers), todas as raças podem ser ensinadas a praticar essa atividade e isso aumentará o interesse por passeios no futuro.

Comece arremessando um brinquedo de borracha para chamar a atenção do filhote. Quando ele apanhar o brinquedo, chame-o de volta e ofereça um petisco quando ele retornar até você. Para pegar o petisco, ele terá de largar o brinquedo; assim, use o comando verbal "solte" quando ele efetuar a ação ordenada. Os petiscos podem acabar logo, já que a brincadeira em si é bastante recompensadora, em função de todo carinho e atenção recebidos pelo filhote quando ele volta com o objeto lançado. Evite usar o bastão ou vara tradicional para essa brincadeira, pois ele pode quebrar ou ser engolido. Nesse caso, é mais seguro usar bolas de tênis ou brinquedos de borracha.

SOCIALIZAÇÃO E HABITUAÇÃO
Aumente a confiança

Tanto a socialização como a habituação são processos importantes identificados por especialistas em comportamento animal como um meio de ajudar um filhote a se aventurar com confiança em um ambiente doméstico.

Socialização

Um programa de socialização ensinará seu filhote a forma de identificar e interagir com animais da mesma espécie, bem como com todas as outras espécies que se depararem com ele em seu cotidiano. A socialização com os seres humanos e outros cães é vital para o desenvolvimento de seu filhote, pois isso lhe ensina as habilidades sociais, dissipa seus medos e ainda estimula um temperamento calmo e bem equilibrado em todos os ambientes.

Para ajudar a socialização de seu filhote, comece o mais rápido possível a apresentá-lo a diferentes tipos de pessoas e animais listados abaixo. Lembre-se das restrições de misturar seu filhote com cães de status vacinal desconhecido antes que ele tenha recebido todas as vacinas com 10-12 semanas de vida.

- ☐ **Várias pessoas de diferentes idades e sexo:** homens, mulheres, bebês de carrinho, crianças, idosos
- ☐ **Pessoas com roupas variadas:** chapéus, óculos, fantasias, uniformes, capacetes, máscaras
- ☐ **Pessoas em diferentes meios de condução:** correndo, caminhando, sobre patinetes, bicicletas, patins e pranchas de skate
- ☐ **Diversos animais:** outros cães, gatos, cavalos, animais de criação, pequenos mamíferos (como cobaias), coelhos e outros animais de estimação (como tartarugas). Sempre segure seu filhote com firmeza para evitar situações de risco.

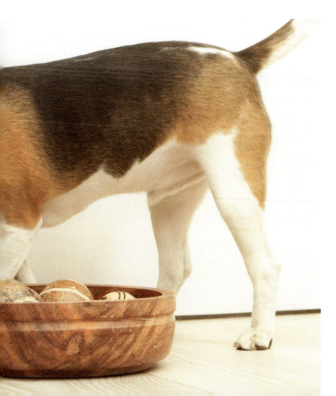

TRAZENDO SEU FILHOTE PARA CASA **55**

Habituação

A habituação é o processo de acostumar seu filhote a objetos, ambientes e experiências que não oferecem ameaça, para que ele aprenda a ignorá-los em vez de temê-los. Expor seu filhote a uma variedade de objetos e lugares com calma e paciência estimulará a exploração e ajudará a evitar o desenvolvimento de medos irracionais.

Para começar, apresente tudo o que for encontrado dentro de sua casa até que ele possa ter acesso à rua depois do esquema completo de vacinação. Em seguida, exponha-o a todas as coisas que potencialmente despertam medo e se encontram do lado de fora da casa. É muito importante que o dono evite agradar o filhote quando ele exibir um medo irracional de objetos aos quais ele já foi exposto. Espere o filhote se acalmar e começar a investigação do objeto, respondendo com encorajamento, elogio e carinho quando ele fizer isso.

Ajude a plena habituação de seu filhote, expondo-o aos itens da lista a seguir:

- **Novos ambientes:** casas de amigos, clínicas veterinárias, pontos de ônibus, estações de trem, shopping centers, parques, playgrounds
- **Novos objetos:** carros, bicicletas, aparelhos domésticos (como aspirador de pó), telefones celulares, brinquedos de crianças, novos brinquedos de filhotes
- **Novos sons:** temporais com trovões e relâmpagos, gritos/choros/brincadeiras de crianças, fogos de artifícios, tráfego de automóveis, aviões, trens
- **Novas experiências:** ser submetido a práticas de embelezamento (banho e tosa), ser examinado por você e pelo veterinário, ser apanhado ou pego no colo, passear, andar em transporte público, andar de carro, em elevadores e escadas rolantes, ser deixado sozinho por curtos períodos de tempo

ENCONTRO COM GATOS

Restrinja o contato

Se você já tiver um gato e decidir pela união entre ele e seu cão, garanta os meios necessários para separar os animais uns dos outros. Aparatos como portas para bebês, chiqueirinhos ou engradados funcionam bem na separação de um filhote muito exuberante, com um poste para arranhar ou um cesto mantidos fora do alcance para o gato em retirada. Se for preciso deixá-los sozinhos e juntos, sempre mantenha seu filhote em uma área segura para que o gato possa optar pela interação ou se manter bem afastado. Apresente seu filhote ao seu gato desde cedo e acompanhe qualquer interação, de modo que você possa restringir o comportamento de ambos os lados antes que seu filhote fique extremamente agitado ou seu gato demonstre medo ou agressão.

Tenha controle sobre os encontros

Realize encontros breves e sempre dê uma chance para seu gato "escapar", reservando um ou dois cômodos da casa como uma área de acesso restrito para o filhote. Restrinja seu filhote, mas não seu gato, pois este pode optar pela proximidade ao novo membro da família e aquele não pode persegui-lo. Recompense tanto o gato como o filhote pelo bom comportamento durante a interação.

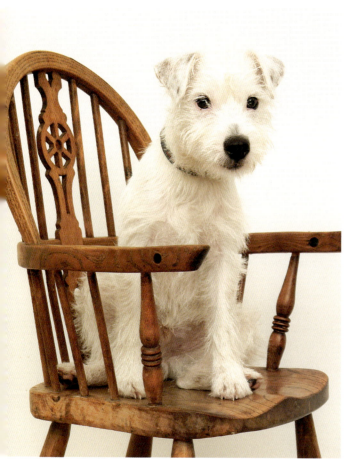

◀ Exponha seu filhote a diversos tipos de ambientes para que ele sempre se sinta em casa onde quer que ele vá.

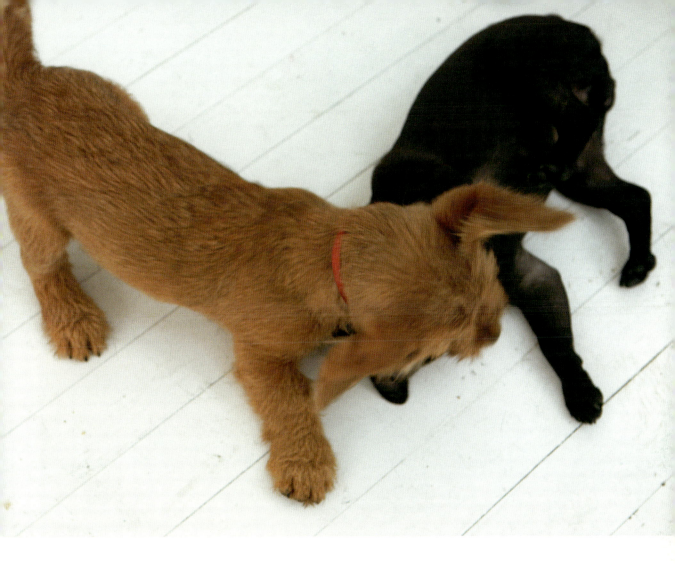

▲ Evite a agressão territorial, apresentando seu filhote a outros cães em um lugar neutro, como a casa de um amigo.

Alguns problemas podem ocorrer quando você tem um filhote seguro de si que gosta de pular e dar o bote no gato, pois ele sabe que este correrá e proporcionará a perseguição. Se isso acontecer, distraia seu filhote com brinquedos e petiscos para que você sempre seja o foco das brincadeiras e da diversão e não pegue seu gato de surpresa.

Seja paciente e compreensível
Na maior parte dos casos, os filhotes rapidamente aprendem a ter respeito pelos gatos que vivem na mesma casa – o complexo de superioridade do felino é útil para ensinar boas maneiras ao seu filhote. Quando criadas com gatos, grande parte das raças caninas aprenderá a aceitá-los. Lentamente, seu gato se acostumará com o cheiro do filhote e, contanto que todos os membros da família se esforcem para dar ao gato o mesmo carinho e atenção dispensados sobre seu filhote, seu lar acabará se tornando um lugar tranqüilo e feliz.

ENCONTRO COM OUTROS CÃES
Encontre algum lugar neutro
Se você já possuir um cão e decidir ter um novo filhote, é melhor preparar o primeiro encontro em um território ainda não explorado e um ambiente livre de doenças. A casa de um amigo ou o jardim sem outros cães ou uma área da sua própria casa onde seu cão ainda não se aventurou, como banheiro ou quarto, podem ser ótimos lugares para esse encontro. A escolha de um espaço neutro evitará que seu cão atual sinta a necessidade de exercer domínio ou agressão territoriais, mas tenha interesse no filhote por curiosidade.

TRAZENDO SEU FILHOTE PARA CASA   **57**

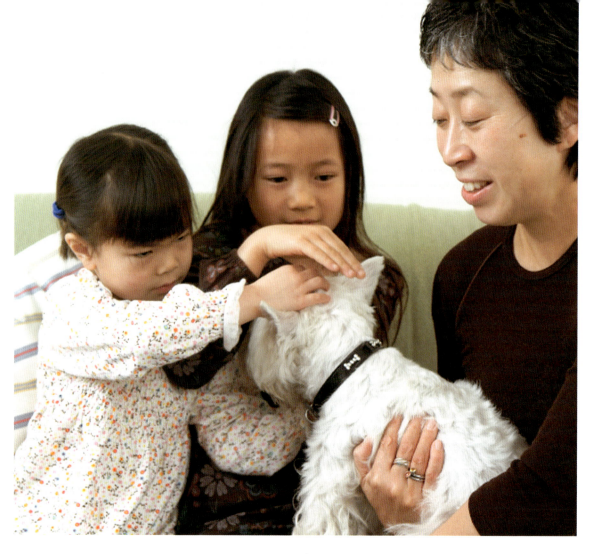

▲ As crianças e os filhotes são companheiros ideais de diversão, contanto que todos sejam adequadamente supervisionados por um adulto.

Vigie o encontro

Exercite bem os dois cães antes do encontro e depois permita a interação entre eles. Fique atento para garantir que todos permaneçam calmos e o encontro seja positivo. Os brinquedos e a comida podem ser uma fonte potencial de conflito; por essa razão, recolha todos os brinquedos de seu cão mais velho antes da chegada do filhote e tenha brinquedos e comedouros separados para cada cão.

Proporcione um abrigo

É uma boa idéia usar chiqueirinhos, engradados ou portas para bebês ao trazer um filhote para casa, para que seu cão mais velho não o perturbe; além disso, isso permitirá uma investigação segura entre eles através dessas barreiras de proteção. Não deixe os cães juntos sem supervisão, pelo menos no primeiro mês, até que você tenha certeza de que eles são bons companheiros.

ENCONTRO COM CRIANÇAS
Dê as diretrizes

Ao apresentar um filhote para crianças, sempre fale sobre o modo correto de tratá-lo antecipadamente, para que elas não sejam muito rudes ou o assustem de forma inadvertida. Explique para as crianças que um comportamento agitado, como gritar, berrar e correr, pode não só ser muito assustador para o novo membro da família, mas também estimular o comportamento indesejável de perseguição em alguns filhotes. As crianças devem ser desaconselhadas a pegarem os filhotes, pois elas tendem a não segurá-los de forma adequada, causando desconforto e indisposição ao animal. Mantê-lo no chão garantirá que tanto ele como as crianças fiquem à vontade e possam brincar juntos em segurança.

Enfatize a necessidade de repouso do filhote

Lembre às crianças que um filhote precisa de horas de sono e peça para que elas não o acordem, pois isso resultará em um filhote irritável que não apreciará a atenção dispensada por elas. Deixe-o repousar, colocando-o em um chiqueirinho ou engradado para ele brincar ou dormir. Considere também novos passatempos e brincadeiras para que as crianças deixem de "sufocar" o novo membro da família. Depois de algumas semanas, a novidade de um filhote tende a se esfriar à medida que ele e as crianças convivem na mesma residência.

Garanta o contato com as crianças

Se você não tiver filhos, é importante expor seu filhote a crianças sempre que possível. Alguns filhotes criados em ambientes onde só existem adultos podem ter medo de crianças e, sem uma socialização adequada, desenvolver comportamentos nervosos ou agressivos perto delas conforme eles crescem. Os gritos agudos de uma criança, combinados com um jeito desajeitado de agarrar e correr, podem não só assustar os cães, mas também deflagrar instintos de caça naqueles que não são criados com elas. Convide amigos ou familiares que tenham crianças para interagir com seu filhote ou, então, apresente-o a crianças que freqüentam parques, para que o desenvolvimento social do filhote envolva relações com pessoas jovens.

PLANO DE SAÚDE

Qual a sua importância

O plano de saúde para animais de estimação está se tornando rapidamente uma prática padrão entre os donos de cães; por ano, um dentre três cães precisa de tratamento veterinário. Disponível em diversas agências, o plano de saúde para animais de estimação protegerá você de grandes e inesperados gastos com o veterinário, incorridos quando seu filhote não estiver bem ou sofrer alguma lesão ou acidente.

Escolha um plano com cuidado

Sempre leia as apólices com atenção, pois fazer uma escolha simplesmente com base no custo pode provocar conflito em casos de exclusões ou de limitações de cobertura se seu filhote adoecer. Escolha uma apólice que forneça "cobertura vitalícia", o que significa que a agência continuará a pagar as indenizações de condições crônicas (ou seja, já em andamento) por toda a vida de seu animal de estimação. Muitas agências inescrupulosas param de pagar as indenizações ou cancelam a apólice depois de ter pago 1 ano de indenização por uma condição específica. Isso pode impedi-lo de renovar o seguro de seu animal de estimação acometido pela doença em questão com uma agência concorrente, pois esse caso será classificado como uma condição preexistente.

Peça orientação

Os seguros para animais de estimação costumam seguir a regra "você leva o que pagou"; por isso, procure a orientação do veterinário e de amigos que possuem cães antes de tomar uma decisão a respeito da agência.

▼ Seu filhote vai adorar a atenção dispensada por seus filhos, mas também apreciará os momentos de descanso.

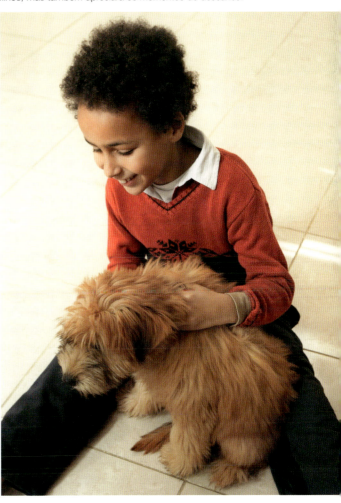

TRAZENDO SEU FILHOTE PARA CASA

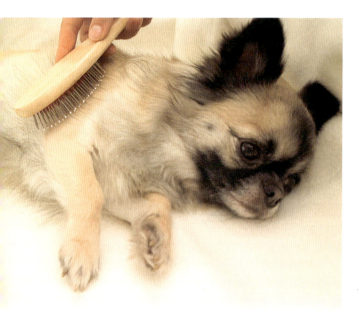

◀ Acostumar seu filhote aos cuidados de higiene desde cedo facilitará a prática desses cuidados à medida que ele cresce.

A escovação e o exame regulares da pele também dão a oportunidade de procurar por sinais precoces de condições dermatológicas, como vermelhidão da pele, pele escamosa, perda de pêlo, secreção, infecção, caroços ou lesões, além de ectoparasitas, como pulgas e carrapatos.

Corte das unhas

É importante manter as unhas de seu filhote aparadas nas fases iniciais, quando ele ainda não pode desgastá-las naturalmente em passeios fora de casa. Antes de tentar fazer isso em casa, você precisa pedir a orientação do veterinário ou de um especialista em banho e tosa. Na parte central da unha, há um vaso sanguíneo e um nervo, o que pode obviamente sangrar e causar dor se forem seccionados. Use cortadores de unha, que foram projetados para tal finalidade e se encontram disponíveis em pet shops ou clínicas veterinárias. Se você não sentir confiança em aparar a unha de seu cão, peça uma demonstração para a clínica veterinária – muitos veterinários oferecem um cortador de unha na primeira vacinação – ou consulte um especialista em banho e tosa.

Higiene bucal

Os dentes de leite (decíduos) de seu filhote cairão em torno de 3 a 6 meses de vida – momento em que eles serão substituídos por dentes permanentes. Apesar disso, durante esse período inicial, é importante começar a limpeza dos dentes de seu filhote, para que ele se acostume com o procedimento. Isso facilitará o cuidado

CUIDADOS DE HIGIENE
Estabeleça uma rotina

As práticas de higiene (embelezamento) realizadas em seu animal de estimação são semelhantes ao comportamento mútuo exibido pelos animais na natureza. Embora sua principal finalidade seja a limpeza, o embelezamento também desempenha um papel importante no fortalecimento do vínculo entre o dono e o cão. Tais práticas também dão a oportunidade de realizar um exame de saúde completo e regular em seu filhote. A aplicação dessas práticas desde cedo ajuda o filhote a aceitar a manipulação e o exame antes que o embelezamento se torne um componente essencial dos cuidados diários à medida que ele cresce.

Cuidado com a pelagem

O pêlo de seu filhote precisa ser escovado ou penteado, cortado ou aparado, dependendo da raça e da condição da pelagem – por exemplo, o pêlo de um Border Terrier é cortado, enquanto o de um Poodle é aparado. Quanto às técnicas de embelezamento mais complicadas, é melhor começar pela visita a um profissional especializado como uma forma de aprendizado ou pedir conselho para um criador de como você pode fazer isso em casa. As raças de pêlo longo, como Old English Sheepdog ou Chow Chow, precisam ser escovadas diariamente com pente ou escova. Escovar na direção do crescimento de pêlo proporcionará uma experiência mais confortável a seu filhote.

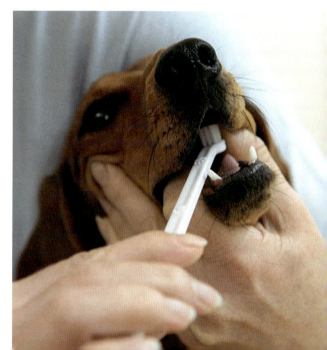

dos dentes no futuro, podendo impedir a ocorrência de doenças dentárias. A escovação diária é recomendada, com check-ups regulares feitos tanto pelo dono como pelo veterinário, para garantir que não haja nenhum aspecto da saúde dentária que precise de tratamento. Acredita-se que as doenças dentárias afetem por volta de 40% dos cães com até 3 anos de idade; portanto, a aquisição e o uso de escovas de dente, pastas de dente aromatizadas e artigos mastigáveis manterão os dentes e a gengiva de seu filhote saudáveis e reduzirão futuros gastos no veterinário.

Limpeza dos ouvidos

Nos ouvidos dos cães, pode ocorrer o acúmulo de cera – sobretudo em cães com orelhas pendentes ou caídas – o que provoca um odor repugnante semelhante a bolor e pode levar a infecções mais graves de ouvido. Adquira o hábito de examinar as orelhas de seu filhote regularmente, comprando soluções otológicas de limpeza no veterinário e buscando por orientação profissional sobre o modo de usá-las com segurança. O uso de chumaços de algodão e de soluções otológicas de limpeza tende a ser o método mais eficaz, mas evite o emprego de hastes de algodão, que podem inadvertidamente causar dor ou machucar seu filhote.

Banho

Escolha um xampu suave para filhotes, adquirido em clínicas veterinárias ou pet shops, e banhe seu filhote, posicionando a cabeça do animal acima da água* e massageando o xampu na pelagem por alguns minutos; ao mesmo tempo, mantenha as orelhas e os olhos limpos. Enxágüe bem com água morna, depois seque o filhote com uma toalha em um ambiente aquecido para evitar que ele pegue um resfriado.

A aplicação regular de xampu em seu filhote pode ressecar a pele e retirar a camada natural de proteção da pelagem; dessa forma, banhe-o apenas quando ele estiver suficientemente sujo a ponto de você não conseguir retirar a sujeira somente com a escovação da pelagem. Os banhos mensais é o máximo que uma pelagem saudável tolera, embora seja necessária a aplicação de banhos mais regulares se o filhote estiver com problema de pele. Muitos cães precisam ser banhados apenas algumas vezes ao ano.

* N.T.: Para evitar que entre água no ouvido.

◀ O adestramento de seu cão para que ele permita a escovação dos dentes é crucial para a saúde dentária quando ele for adulto.

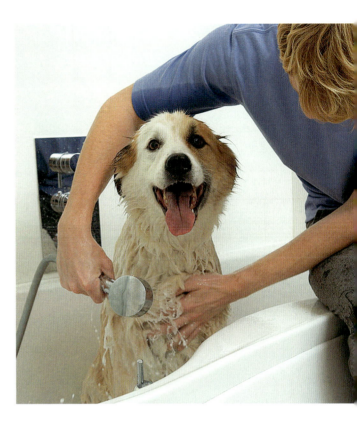

▲ A hora do banho pode ser um momento divertido se você mantiver seu filhote calmo e aquecido. Não exagere nos banhos, pois isso removerá os óleos naturais da pelagem de seu filhote.

Para mais informações sobre...
Agressão e mordida, consultar p. 113
Especialistas em comportamento animal, consultar p. 117
Adestramento básico, consultar p. 67
Mastigação, consultar p. 124
Primeiro passeio, consultar p. 80
Controle de pulgas, consultar p. 42
Perda de pêlo, consultar p. 139
Evacuação domiciliar indevida, consultar p. 127
Nervosismo e medo, consultar p. 130
Intoxicação, consultar p. 150
Controle de carrapatos, piolhos e ácaros, consultar p. 42
Brinquedos, consultar p. 25
Vacinações, consultar p. 39

De 8 a 11 semanas
O "explorador"

Essa fase é simplesmente adorável, quando o novo membro da família está cheio de vigor e entusiasmo e os pequenos delitos foram esquecidos por completo. Tenha em mente que, se você permitir um mau comportamento nessa fase, isso vai acabar se tornando um problema maior quando seu filhote estiver mais velho e maior. Assim, essa é a hora de firmar os bons comportamentos e eliminar os indesejáveis.

DEVERES DOS "PAIS"
Inicie a socialização e o adestramento
Os sentidos aguçados de seu filhote serão postos em pleno uso ao chegar em casa, pois ele será bombardeado por muitos sons, cheiros e paisagens do novo ambiente. Assim como um bebê, seu filhote mexerá em tudo na tentativa de explorar e experimentar o novo e emocionante mundo ao seu redor. Este é um período muito importante para o desenvolvimento social de seu filhote e o estabelecimento da relação com sua nova família.

É muito fácil se envolver emocionalmente na alegria e na empolgação de possuir uma criaturinha tão doce e adorável. Com isso, você pode não perceber a fase crucial de aprendizado pela qual o seu filhote está passando e é por isso que esse é o momento ideal para iniciar o adestramento básico. Embora a capacidade de concentração seja bem limitada nessa idade, será difícil depois tentar modificar as lições (boas ou más) já aprendidas. Esse é o grande motivo pelo qual muitos acreditam que um filhote que não foi ensinado a ir buscar e trazer algo nessa idade, por exemplo, será incapaz de desenvolver as habilidades adequadas para ser um cão guia ou farejador no futuro.

Tome as primeiras medidas de adestramento doméstico
O controle tanto da bexiga como dos intestinos estará consideravelmente melhor se comparado à época em que o filhote estava com a mãe. Agora, é só ensiná-lo a hora certa e o local correto para urinar e evacuar.

COMPORTAMENTO DO FILHOTE
Estimule a exploração
A curiosidade e o desejo de explorar são amenizados por conta do medo generalizado que ele demonstra ter de tudo nessa fase; por isso, incentivá-lo a explorar evitará possíveis fobias que possam acometê-lo na vida adulta. Na natureza, os filhotes de cães selvagens aproximam-se de objetos desconhecidos com certo receio, mas com o incentivo de suas mães, eles rapidamente começam a explorar.

Esse incentivo controlado é importante; no entanto, pode ser difícil chegar a um meio-termo entre ser superprotetor e muito permissivo. Não force a exposição a coisas novas; deixe acontecer de modo natural, a fim de evitar um comportamento superprotetor, pois isso pode gerar um adulto medroso. Se você mimar e afagar seu filhote quando ele estiver com medo, isso acabará reforçando o sentimento negativo. Permita que ele seja exposto a qualquer coisa por um período de tempo longo o suficiente para que o medo seja superado e o objeto seja explorado ou para que você reverta a situação de forma positiva, oferecendo petiscos ou brinquedos.

Avalie a personalidade de seu filhote
A personalidade de seu filhote começará a aflorar; assim, tente ver se você consegue distinguir se ele tem um perfil dominante ou medroso, enérgico ou ávido por agradar. Uma das alegrias de se ter um cão é saber que dois cães nunca são iguais. Ao tentar compreender a natureza peculiar dele, você terá uma idéia melhor do que realmente é necessário para adestrá-lo e moldá-lo para que seja um adulto bem-equilibrado.

QUESTÕES PARA SE PENSAR
Tranqüilizar ou ignorar?
Quando crianças estão agitadas ou assustadas, a reação normal é abraçá-las e falar suavemente que tudo está bem. Somos capazes de estabelecer uma comunicação verbal com outros seres humanos, permitindo a racionalização de situações e a superação de medos; mas esse não é o caso de seu filhote. Quando ele está assustado e você reage do mesmo modo que reagiria com uma criança, a atenção é concentrada sobre o comportamento nervoso, reforçando o raciocínio de que ele realmente tem algo para temer. Como líder do grupo, você deve dar o exemplo, mostrando-se calmo e tranqüilo e ignorando tanto o estímulo não ameaçador como o seu cão medroso. Você não deve corrigir nem castigar seu filhote, pois isso irá transtorná-lo ainda mais. Dê atenção apenas quando ele estiver calmo e quieto.

Dessensibilize seu filhote a qualquer coisa que despertar medo, utilizando petiscos e elogios como forma de encorajamento à medida que ele confronta e supera seus medos. Quando seu filhote demonstrar mais confiança e determinação, encha-o de recompensas e elogios para dissipar os medos e substituí-los por sentimentos positivos.

DE **8** A **11** SEMANAS

Desenvolva a vida social do filhote

A socialização com pessoas e outros cães é essencial durante essa fase da vida. Procure visitar grupos de filhotes em sua região até que o veterinário diga que é seguro levá-lo a um parque para se encontrar com cães mais velhos. Convide amigos e familiares para um encontro com o filhote a fim de expô-lo a diferentes tipos de pessoas com idades distintas, inclusive crianças.

Essas interações são importantes para que o filhote não apenas perceba seu lugar no mundo, mas também aprenda lições básicas, como o controle de mordidas, a coordenação física e como brincar.

O QUE SEU FILHOTE PODE FAZER
Comportamento que precisa de compreensão

Donos novatos devem saber que é normal o filhote acordar, chorar e evacuar ou urinar durante a noite. Por essa razão, eles precisam ser muito pacientes e reconhecer que o filhote ainda é muito jovem. O choro é comum quando ele é deixado sozinho, pois não está acostumado a ficar longe do carinho de seu dono ou dos irmãos. O comportamento de medo frente a objetos do dia-a-dia pode parecer divertido, mas isso exige monitoramento e compreensão meticulosos por parte do dono para que o filhote não desenvolva medos irracionais e se torne um cão adulto bem-equilibrado.

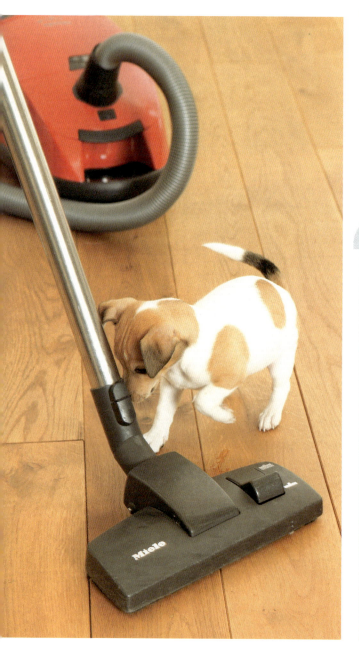

◀ Deixe-o explorar o "monstro do aspirador de pó", para que ele venha a aceitá-lo.

QUESTÕES COMUNS
Habituação

Meu filhote de Pastor Alemão odeia aspirador de pó e começa a latir, urinar e correr assim que o aparelho é ligado. Como posso ajudá-lo a se acostumar com esse utensílio doméstico?

O aspirador de pó é um aparelho assustador para o filhote. Além de ter um som agudo e estridente misturado com um ruído baixo semelhante a um ronco, o aspirador se move de modo rápido para frente e depois recua, tornando-se um verdadeiro "monstro" agressivo e ameaçador! Comece deixando-o explorar e farejar o aspirador desligado, depositando um petisco ou dois sobre o aparelho, a fim de estimular a aproximação. Se possível, repita esse procedimento várias vezes. Assim que seu filhote se mostrar confortável e à vontade, você pode tentar ligar o aparelho enquanto ele estiver parado. Siga o mesmo processo, fazendo uso de vários petiscos e elogios. Com o tempo, espera-se que seu filhote tenha menos medo desse utensílio do cotidiano doméstico.

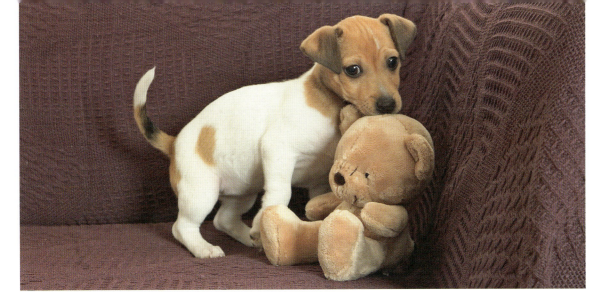

▲ A meiguice do filhote não é desculpa para o mau comportamento, como subir no sofá. Por esse motivo, estabeleça regras em casa e mantenha-se firme.

Comportamento que precisa de neutralização

Os filhotes adoram morder por brincadeira e rasgar ou arrastar roupas; atos em geral facilitados pelos donos, e que devem ser tratados com rapidez. A mastigação é um problema nessa fase de exploração do novo ambiente. Como a mandíbula ainda não atingiu sua força plena, o estrago não será significativo. Os saltos e as perseguições (sobretudo a outros animais da casa e crianças) podem fazer alarde até que seu novo recruta aprenda as regras de uma sociedade civilizada.

O QUE VOCÊ DEVE FAZER

Alimentação

Adote uma dieta simples, optando por alimentos de boa qualidade. A mistura ou a troca de ração ocasionará um desarranjo no intestino do cão, causando diarréia ou gases excessivos. Oferecer muitas rações diferentes ao seu cão para satisfazer seu paladar variável irá fazer dele um animal superexigente.

Adestramento

Lembre-se sempre de que seu filhote crescerá rápido; por isso, não tolere qualquer comportamento (como saltos) que possa ser difícil de lidar quando ele estiver maior. Tente usar coleira e guia e comece com comandos simples. Acima de tudo, brinque com seu filhote para tornar as sessões de adestramento divertidas e positivas. Seja um líder enérgico e mantenha a paciência, definindo as regras da casa e impondo-as para corrigir os comportamentos indesejados antes que eles se tornem hábitos desagradáveis. Nessa fase, pode ser difícil erradicar os comportamentos negligenciados de mastigar sapatos, urinar na casa ou morder conforme seu filhote cresce.

Vida em família

Cuidado com a desarmonia em seu lar, pois a presença de um novo filhote na casa pode provocar ciúme entre os irmãos, que farão de tudo para conquistar o amor do animal. Outros animais da casa podem ficar transtornados ou desnorteados com as mudanças na estrutura hierárquica da família, induzindo ao comportamento de agressão ou à busca de esconderijos. Assegure-se de estar zelando por todos eles durante esse período de ruptura e agitação.

CRENÇAS ANTIGAS

Ofereça leite ao seu filhote, já que ele ainda é novinho e sente falta da mãe.

Não, você não deve oferecer leite ao seu filhote. O desmame constitui uma parte importante do processo de crescimento, e os filhotes com 8 semanas de vida já devem estar se alimentando com alimentos sólidos no momento em que eles deixarem o criador e a mãe. Além disso, como o leite da cadela é pobre em lactose, muitos filhotes podem apresentar quadros de diarréia se consumirem leite de vaca em função da intolerância à lactose, já que esse leite é rico nesse carboidrato.

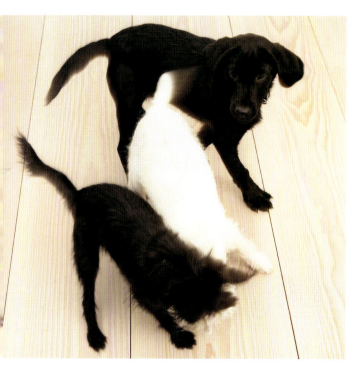

◀ A visita à clínica veterinária em grupos de filhotes representa uma oportunidade de socialização entre os cães em um ambiente seguro e supervisionado.

Consultas no veterinário

Nessa fase de desenvolvimento, os filhotes podem ficar com muito medo de várias experiências e carregar esse medo pelo resto da vida. Se a primeira visita ao veterinário for traumática, seu filhote pode nunca mais querer passar por outra consulta novamente (imagine como Betty se sente por ter um "pai" veterinário!). Leve petiscos e brinquedos junto com você, para que as recompensas de ir à clínica veterinária superem os pontos negativos, encorajando seu filhote a não ter medo de consultas necessárias no futuro.

Tratamentos preventivos

As vacinações são obrigatórias com 8 semanas de vida e devem ser repetidas entre 10 a 12 semanas, dependendo do produto utilizado por seu veterinário. Com essa idade, a vermifugação deve ser fornecida em duas doses com intervalo de 15 dias. Se seu filhote tiver acesso ao jardim, é uma boa idéia aplicar um produto contra pulgas. Você pode adquirir um tratamento tópico antipulga adequado para o peso de seu filhote direto com o veterinário.

Desenvolvimento social

Evite assustar seu filhote, pois de 8 a 10 semanas de vida eles estão muito propensos a desenvolverem o medo. Por essa razão, cultive todas as novas experiências positivas e não ameaçadoras. Participe de visitas com um grupo de filhotes em uma clínica veterinária de sua região, pois elas são muito divertidas e altamente educativas tanto para você como para seu filhote. A socialização com outros cães e pessoas é muito importante; portanto, não fique parado se divertindo sozinho com seu novo companheiro. Organize datas importantes com outros filhotes, tenha amigos por perto, leve-o para passear de carro e exponha-o ao cotidiano.

LEMBRETES DE SAÚDE
Precauções de segurança

Durante esse período, seu filhote deve ser mantido em ambientes seguros (p. ex., casa, jardim e clínica veterinária). Evite a exposição a outros cães possivelmente não-vacinados até, no mínimo, alguns dias depois da segunda dose de vacina (em torno de 10 a 12 semanas). Isso se dá porque o filhote não desenvolve imunidade ativa contra as doenças após a primeira dose da vacina. Para adquirir essa imunidade ativa, ele precisa da vacinação de reforço.

QUESTÕES PARA SE PENSAR
Apanhá-lo ou não? – eis a questão

Se seu filhote estiver em perigo evidente, é correto ir apanhá-lo. Em todos os outros casos, permita que ele avalie a situação, pois freqüentemente a reação inicial de medo será substituída por interesse...e em seguida por tédio! Por exemplo, não é uma boa idéia apanhar um filhote que treme quando encontra uma criança amável, já que mimá-lo nesse momento pode reforçar a idéia de que ele realmente tem algo para ficar nervoso. Em vez disso, desvie a atenção dele com brinquedos e deixe a criança acariciá-lo, usando tons suaves de voz ou oferecendo um petisco.

Problemas de saúde

A diarréia é comum no início da posse de um filhote em função das mudanças na dieta. O intestino de seu filhote precisa se acostumar com as novas rações e com o estresse das mudanças em seu ambiente. Se a diarréia persistir por mais de 24 horas ou se houver a presença de sangue ou vermes, entre em contato com o veterinário imediatamente.

Aplicação de microchip e plano de saúde

Procure a aplicação de um microchip e faça um plano de saúde para seu filhote, a fim de proteger não só ele como a sua paz de espírito.

ADESTRAMENTO BÁSICO DOMÉSTICO

Recompensas do adestramento precoce

Mesmo na tenra idade de 8 semanas, seu filhote é um estudante ávido à espera de ser ensinado sobre os pontos mais delicados da vida com os seres humanos. O adestramento básico é uma excelente forma de se comunicar com o filhote, criando nele uma percepção de si mesmo e do seu lugar no mundo. O adestramento intensificará sua relação com o filhote, firmará os bons hábitos (o que confere estrutura e impõe limites ao novo ambiente) e evitará o desenvolvimento de comportamentos indesejáveis, que podem vir a ser difíceis de mudar. O adestramento resulta em um cão desenvolvido, que se mostrará calmo, bem-comportado e confiante em todas as situações, além de responder rapidamente aos seus comandos.

Regras de compromisso

Siga esse check-list de regras básicas para reger todas as suas interações com seu filhote:

- ☐ **Seja persistente** – comece a estabelecer um conjunto de regras rigorosas em casa e apoie-se nelas.
- ☐ **Tenha paciência** – seu filhote tem um intervalo de atenção limitado; por essa razão, as lições precisam ser breves e freqüentes.
- ☐ **Seja positivo** – sempre elogie seu filhote quando ele fizer a coisa certa.
- ☐ **Seja sereno e amável** – aceite o fato de que os erros e os acidentes acontecerão; jamais recorra à punição física.
- ☐ **Seja racional** – aceite sua condição de ser humano, que também comete erros, perde a cabeça e se surpreende com o que fez de errado. Até certo ponto, todo pai de filhote sente o mesmo; então, peça ajuda

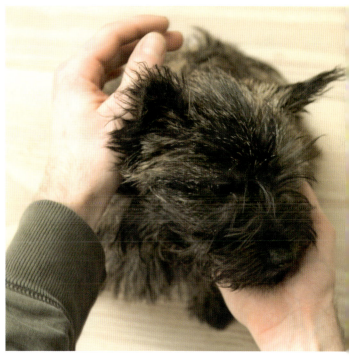

▲ Muito amor e carinho, junto com elogios, é a melhor forma de tratar um filhote que se comporta bem.

ou dê um tempo, pois logo esses sentimentos passarão.

Princípios do adestramento

O adestramento do filhote sempre deve ser um treino breve e interessante, utilizando comandos simples e começando pelo nome de seu filhote. Tenha petiscos e muita atenção à disposição para recompensá-lo quando ele fizer alguma coisa certa. Não repita os comandos de modo exagerado, pois eles acabam tornando-se apenas um ruído sem significado. Evite emitir comandos com tons de voz ríspidos, pois isso diminuirá a probabilidade de seu filhote responder a eles.

Para reforçar o adestramento, atribua um gesto com a mão que acompanhe cada comando. Os adestradores possuem gestos variados para diferentes comandos e, na verdade, não importa quais os gestos que você use contanto que você seja coerente. Evite confundir o filhote, assegurando-se de que todos os membros da família utilizem os mesmos gestos e comandos verbais. Motivar todos os membros da casa a praticar os exercícios básicos de adestramento, descritos nas páginas 68-71, em diferentes períodos do dia por apenas alguns minutos é o segredo para se obter os melhores resultados.

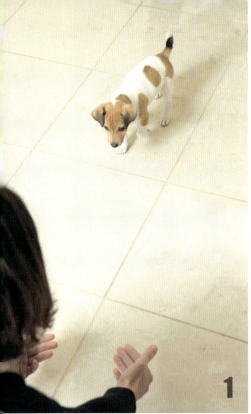

EXERCÍCIOS BÁSICOS DE ADESTRAMENTO

Com essa idade, você pode começar a ensinar experiências básicas ao seu filhote, como passear de guia, aproximar-se, sentar e ficar, bem como os comandos de "bom menino!/boa menina!" e "não". Com tempo e paciência, esses comandos podem ser ajustados e aperfeiçoados para permitir que seu filhote participe de provas de obediência, competições esportivas e outras atividades.

Vem!

1 Utilizando o nome de seu filhote, agache-se com os braços abertos e chame-o até você. Conforme isso é feito, ofereça um petisco como atrativo.

2 Quando ele se aproximar, prenda-o na coleira e recompense-o com o petisco e muito carinho. Em seu jardim, use outros membros da família ou amigos para contê-lo, chamando-o até você a partir de grandes distâncias para testar as respostas dele com e sem a coleira.

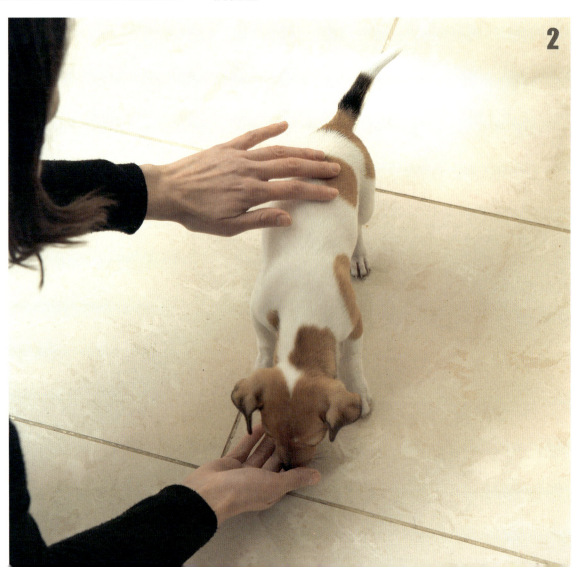

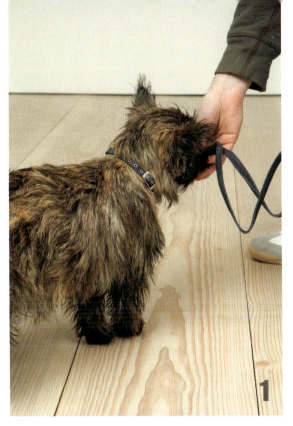

Passeando de guia

1 Antes de você sair para passear em um parque, a guia deve ser apresentada ao seu filhote em casa. Queime o excesso de energia dele com uma brincadeira animada, depois dê a ele a chance de cheirar e examinar a guia antes de prendê-la à coleira.

2 Mantenha a atenção do filhote voltada para você e não para a coleira, utilizando um petisco. Peça para ele se aproximar, mantendo a guia solta. Se o filhote puxar a guia, pare imediatamente e chame-o de volta, a fim de que ele perceba que esse ato não o leva a lugar algum. Não permita que ele mastigue a guia durante o passeio, já que esse hábito irritante pode induzir a futuros problemas de dominação.

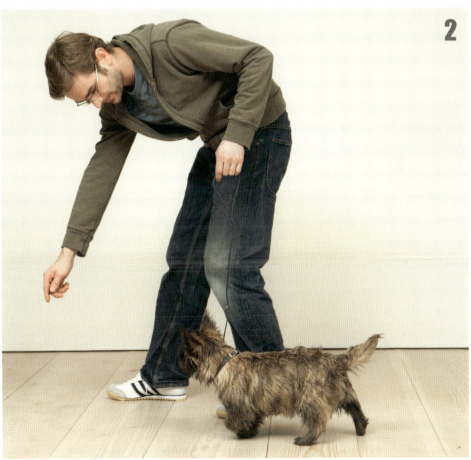

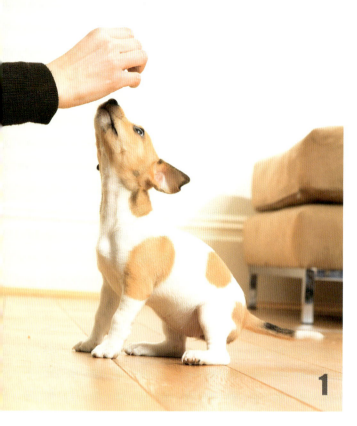

Senta!

1 Ao conquistar a atenção de seu filhote com um petisco, faça-o se aproximar e olhar para você. Segure o petisco e deixe que o nariz do filhote o toque. Em seguida, mova o petisco lentamente para cima e para trás sobre a cabeça do filhote em direção à cauda. Se as patas da frente permanecerem no chão, ele naturalmente deve se sentar.

2 Diga o nome de seu filhote e o comando "senta!" para que o traseiro dele toque o chão; depois, recompense-o com o petisco e muito carinho. Se ele se levantar com as patas de trás ou se mover para trás, você pode estar movimentando o petisco muito rápido ou alto. Mais tarde, aperfeiçoe o adestramento, utilizando um gesto manual; recompense seu filhote quando ele se sentar, agachando-se perto dele e dando-lhe atenção ou oferecendo-lhe um petisco saboroso.

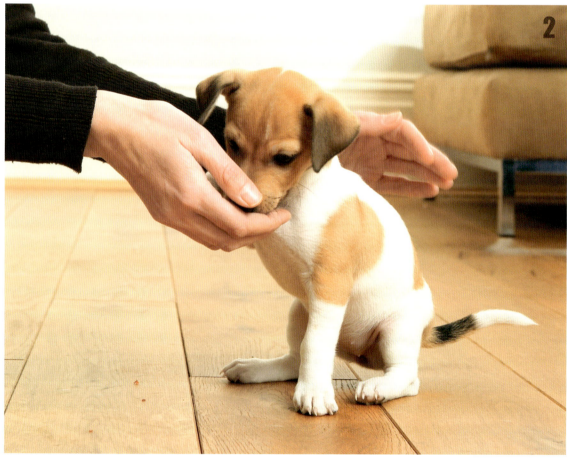

DE 8 A 11 SEMANAS

Parado!

1 Com seu filhote na posição sentada, fique perto dele. Depois, diga o nome dele e o comando "parado". Mantenha-se imóvel para impedir que o filhote confunda seus movimentos com um comando para ele se mover e recompense-o se ele permanecer no lugar por 10 segundos. Com a prática, aumente gradativamente o tempo na posição sentada e tente fazer movimentos lentos e deliberados afastando-se de seu filhote, enquanto permanece olhando para ele. Se o filhote continuar no lugar, então volte até ele e ofereça um petisco, aumentando de forma gradual o tempo de "permanência" e a distância do deslocamento.

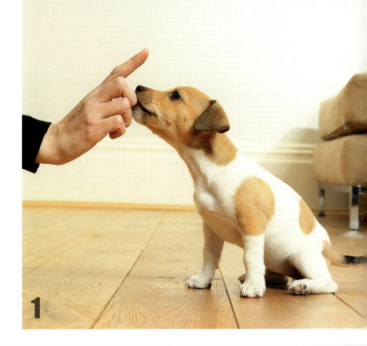

DIÁRIO DE BETTY
Erros mútuos

Dia 2 A segunda noite foi pior do que a primeira – paguei caro por minha postura generosa de ir vê-la durante a noite anterior, pois ela choramingou com uma intensidade ainda maior nas três primeiras horas. Tive de entrar em cena e limpá-la, já que ela estava coberta de fezes; no entanto, ela não parou de choramingar por mais de 2 horas. Sentindo-me como se um trator tivesse passado por cima de mim, acordei muito cedo e, quando ela parou por um breve momento com a vocalização, soltei-a da gaiola. Era muito difícil seguir as regras estritas de tratamento durante a noite; assim que Betty acordava e saía da gaiola, ela precisava de constante supervisão ou, então, minha casa se transformaria em um grande banheiro. Infelizmente, a privação de sono me venceu e novamente desmoronei, convidando Betty para dormir na minha cama por um aconchego matinal e um pouco de paz!

Dia 3 Betty não estava disposta a diminuir seu mau comportamento, pois defecou no tapete da sala-de-estar e depois urinou em sua própria cama. Peguei-a no flagra as duas vezes, mas era muito tarde para colocá-la sobre os tapetes de adestramento. Removi tudo o que era "peludo" ou macio da sala, exceto os tapetes de adestramento, e depois os envolvi em toalhas, na esperança de que ela começasse a usá-los. Decidi tornar os horários das refeições um afazer mais controlado, alimentado-a por último à noite; dessa forma, a fome não seria uma das razões para ela acordar. Tão cansada quanto eu, Betty dormia grande parte do dia aos meus pés e era muito difícil se irritar com essa criatura tão adorável que só queria ficar por perto. Tentei mantê-la acordada antes da hora de dormir para que ela tivesse sono quando eu fosse para cama. Para minha surpresa, ela usou o tapete de adestramento pela primeira vez e eu, claro, tirei uma foto!

Durante a noite, tomei uma dura decisão de não deixá-la entrar em meu quarto nem dormir em minha cama ao acordar. No começo, ela choramingou novamente, mas desta vez o som ecoou de forma exagerada, o que me fez temer o bem-estar de Betty. Ela logo se acalmou e me concedeu 6 horas de sono ininterrupto e feliz antes de me acordar outra vez com o ganido. Saía para vê-la apenas quando havia um intervalo entre os choros, para que ela não associasse a minha aproximação ao seu ganido.

Lições aprendidas
Ouça meu conselho (seja durão) e tente trazer o filhote para casa durante o fim de semana ou quando a privação de sono não for tão importante!

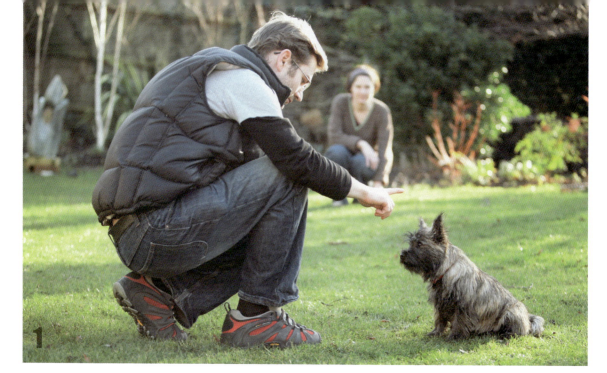

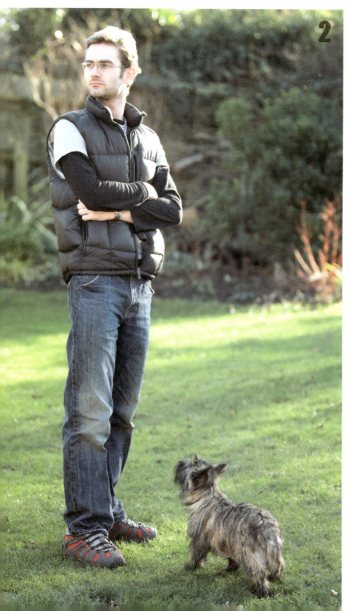

"Bom menino!/Boa menina!" *vs.* "não"

1 Ensinar o significado dessas duas expressões mais comuns ouvidas por seu filhote é uma lição de suma importância. Posicione-se e coloque um amigo ou um membro da família à sua frente a cerca de 3 m de distância. Chame seu filhote e emita o comando "senta!". Quando ele responder de modo correto, recompense-o verbalmente com a expressão "bom menino!/boa menina!" – falada em um tom de voz alto, para que seu filhote a associe com algo emocionante ou empolgante – além de oferecer um petisco.

2 Em seguida, vire-se deliberadamente e diga um discreto "não" – é melhor se for pronunciado em um tom de resmungo, pois o filhote o identificará como um som de desaprovação desde o tempo de convívio com sua mãe e seus irmãos. Efetivamente, prive o filhote de atenção para reforçar a idéia de que a palavra "não" significa uma perda de privilégio. Então, a outra pessoa deve chamar o filhote e o exercício pode continuar por alguns minutos. Use o "não" e a atitude de se virar para corrigir seu filhote constantemente, em vez de erguer a voz, pois isso pode assustar tanto o cão como qualquer criança que esteja presente.

DE 8 A 11 SEMANAS: CHECK-LISTS DO DONO

O que seu filhote pode fazer
- [ ] Acordar, chorar e evacuar à noite
- [ ] Evacuar na casa indevidamente
- [ ] Morder de brincadeira e rasgar ou arrastar as roupas
- [ ] Mastigar objetos e exibir um pequeno comportamento destrutivo
- [ ] Correr atrás de outros animais e crianças
- [ ] Chorar quando deixado sozinho
- [ ] Saltar
- [ ] Sentir medo de objetos do dia-a-dia espalhados pela casa

O que você deve fazer
- [ ] Estabelecer regras em casa desde cedo e apoiar-se nelas
- [ ] Ser um líder enérgico, porém amável
- [ ] Iniciar o treinamento básico e brincar com seu filhote
- [ ] Manter uma nutrição simples
- [ ] Evitar assustar seu filhote ou consolá-lo quando ele estiver com medo
- [ ] Freqüentar um grupo de filhotes
- [ ] Socializar seu filhote com diferentes tipos de pessoas

Lembretes de saúde
- [ ] Mantenha seu filhote em um ambiente higiênico
- [ ] As vacinações são obrigatórias com 8 semanas e depois com 10-12 semanas de vida
- [ ] Faça a vermifugação com um intervalo de 15 dias
- [ ] Aplique um tratamento tópico contra pulgas
- [ ] Busque a aplicação de um microchip e faça um plano de saúde para ele

Para mais informações sobre...
Agressão e mordida, consultar p. 113
Mastigação, consultar p. 124
Coleiras e guias, consultar p. 26
Controle de pulgas, consultar p. 42
Alimento, consultar p. 27
Evacuação domiciliar indevida, consultar p. 127
Plano de saúde, consultar p. 59
Aplicação de microchip, consultar p. 43
Nervosismo e medo, consultar p. 130
Inquietação excessiva, consultar p. 118
Grupo de filhotes, consultar p. 38
Socialização e habituação, consultar p. 55
Adestramento de toalete, consultar p. 46
Vacinações, consultar p. 39
Consulta ao veterinário, consultar p. 37
Vermifugação, consultar p. 40

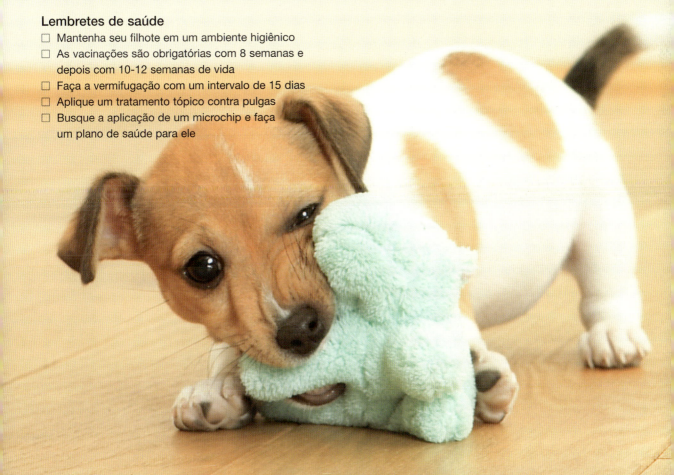

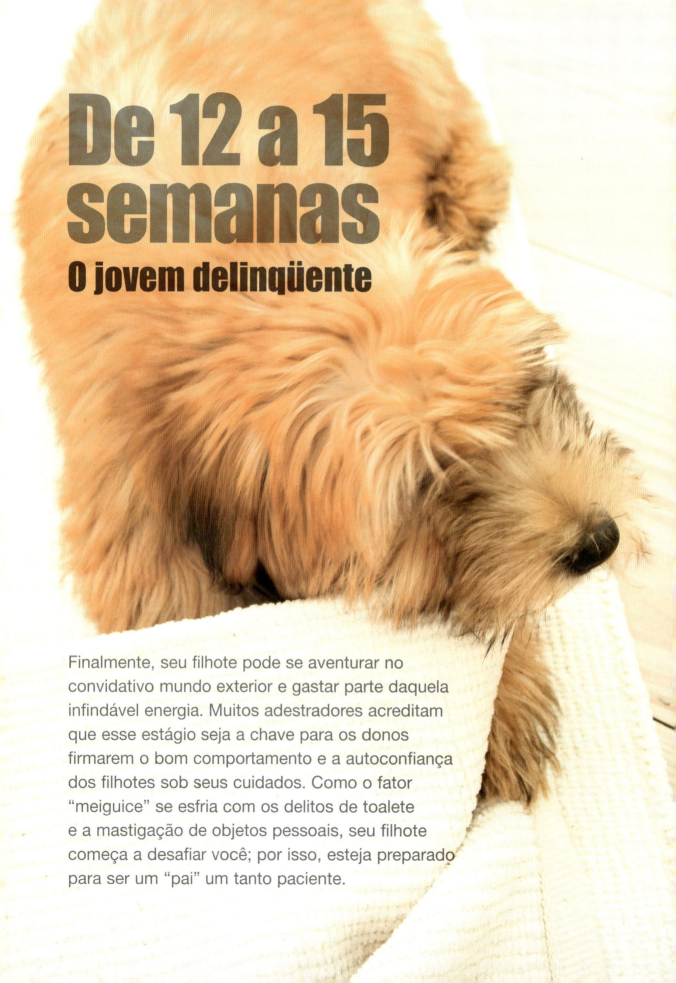

De 12 a 15 semanas
O jovem delinqüente

Finalmente, seu filhote pode se aventurar no convidativo mundo exterior e gastar parte daquela infindável energia. Muitos adestradores acreditam que esse estágio seja a chave para os donos firmarem o bom comportamento e a autoconfiança dos filhotes sob seus cuidados. Como o fator "meiguice" se esfria com os delitos de toalete e a mastigação de objetos pessoais, seu filhote começa a desafiar você; por isso, esteja preparado para ser um "pai" um tanto paciente.

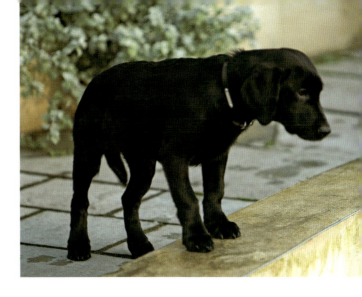

▲ Expor seu filhote desde cedo a paisagens e sons externos ajuda a garantir um cão adulto bem comportado.

DEVERES DOS "PAIS"
O ingresso do filhote no mundo exterior

Assim que o programa de vacinação for concluído, começa o trabalho de expor seu filhote ao mundo surpreendente e potencialmente assustador. Esse importante evento pode acarretar um aumento nos problemas comportamentais, como medo e agressão. A socialização e a habituação concluídas dentro de casa devem ser transferidas para fora de casa com uma intensidade maior e uma variação mais acentuada. Gradativamente, é preciso dar ao seu filhote a oportunidade de experimentar paisagens e sons de veículos motorizados, multidão de pessoas e outros cães.

COMPORTAMENTO DO FILHOTE
Prepare-se para ser desafiado

Seu filhote começará a testá-lo, questionando sua autoridade e afirmando o domínio dele. Alguns filhotes podem demonstrar teimosia ou agressão no processo de elucidação do seu lugar na hierarquia do grupo, enquanto outros aceitarão sua posição inferior no grupo de modo mais fácil. Uma vida doméstica estruturada, com um líder enérgico, rotina e regras estritas irá assegurar uma transição relativamente indolor por esse período.

Evite brincadeiras grosseiras que ensinem seu filhote a desafiar você como dono ou até mesmo mordê-lo, pois você não é irmão dele nem igual a ele, mas sim superior; dessa forma, você nunca deve ser desafiado. Nesse estágio, é preciso estimar que, embora os sinais de agressão possam não ser tão perigosos quanto em um cão adulto, você deve adotar uma política de tolerância zero para evitar que comportamentos preocupantes se tornem o padrão.

Prepare-se para regredir no adestramento

Todo seu trabalho prévio de adestramento pode parecer estar indo por água abaixo, pois seu filhote está em uma fase de curtir a independência e costuma ignorar alguns de seus comandos. Com todos os cheiros, paisagens e sons cativantes do mundo lá fora combinados com a liberdade recém-descoberta, os filhotes com essa idade precisam de um reforço leve, porém firme, dos comandos e do adestramento para garantir que eles se mantenham na linha. Nesse estágio, vale a pena considerar inscrevê-lo em aulas de adestramento (ver p. 82), que oferecem lições avançadas que visam estimular seu filhote e realçar a mensagem de que você é quem manda.

QUESTÕES PARA SE PENSAR
Brincadeiras rudes

Muitos donos, em especial os do sexo masculino, gostam de fazer brincadeiras rudes com o cão, acreditando que isso seja apenas algo divertido que irá "fortalecê-lo". Esse tipo de atividade pode parecer divertido para nós, mas "brigas" constantes podem ensiná-lo a desafiar você. Na vida selvagem, basta o rosnar de um cão dominante para evitar um ataque com um rival, sem a necessidade de agressão física. Quando você faz brincadeiras rudes ou inicia um confronto de cabo-de-guerra, seu filhote se coloca contra você em uma disputa de poder e força, o que gera dúvidas em relação a quem é o mais dominante. Esse tipo de brincadeira também dá ao filhote a oportunidade de dominar, chegando algumas vezes a abocanhar e morder. Até mesmo as mordidas mais leves devem ser rapidamente tratadas, já que nenhuma mordida de um animal subordinado seria tolerada em um grupo. Um "não" dito com firmeza manifestando desaprovação deve ser imediatamente proferido, seguido por um período isento de atenção para dissuadi-lo desse comportamento potencialmente perigoso.

Realmente parece que as fases iniciais de adestramento são focadas no que você não deve fazer com o filhote, como em um campo de treinamento de soldados. Mas o tempo revelará que as lições aprendidas bem no início dentro de uma estrutura social rigorosamente desenvolvida resultam em um cão adulto obediente, capaz de experimentar muito mais daquilo que o mundo tem a oferecer do que se ele fosse rebelde e desobediente.

DE 12 A 15 SEMANAS

O QUE SEU FILHOTE PODE FAZER
Comportamento que precisa de compreensão

Alguns donos sortudos e afortunados já estarão se divertindo com seu filhote completamente adestrado e domesticado; no entanto, ainda é possível que ocorram alguns acidentes ocasionais dentro de casa.

Em seus encontros casuais com o mundo exterior, seu filhote pode exibir tendências ao medo diante de estranhos, crianças, multidões, barulho de trânsito e outros cães. Se você estiver sem sorte ou não conseguir interpretar os sinais de alerta, seu filhote também pode se tornar uma vítima de agressão canina fora de casa.

Comportamento que precisa de neutralização

O comportamento destrutivo é comum nessa idade, com seu filhote se tornando mais forte, mais alto e capaz de alcançar uma variedade totalmente nova de brinquedos. Seus níveis elevados de atividade e energia podem induzir a comportamentos impetuosos, perseguição e brincadeiras agressivas com crianças e outros animais. O filhote pode começar a questionar sua autoridade, ignorando você ou até mesmo latindo contra

▼ Acidentes ocasionais do adestramento doméstico ainda podem ocorrer nesse estágio de desenvolvimento.

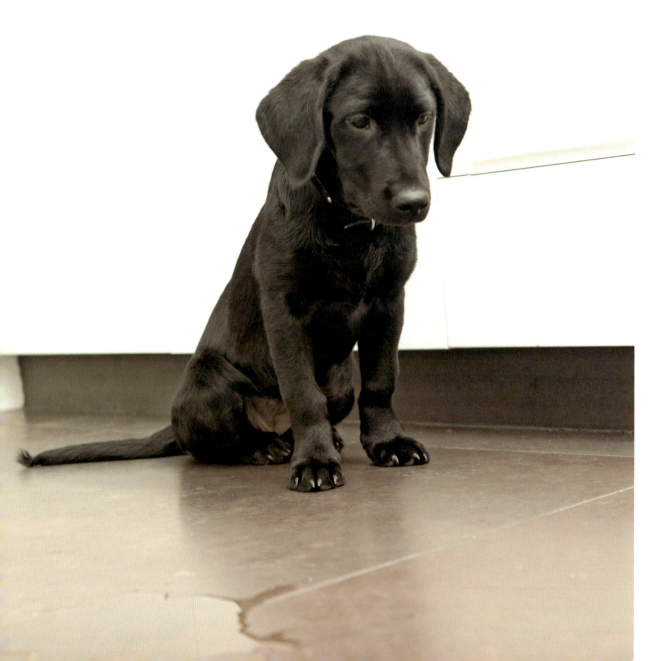

seus comandos ou rosnando para você quando você toca nos brinquedos dele. Você não é o único a se frustrar – outros animais em sua casa também podem demonstrar sinais de irritabilidade e estresse como resultado da chegada do novo membro da família.

O QUE VOCÊ DEVE FAZER
Estratégias de adestramento doméstico
Tenha paciência com os filhotes que teimam em urinar dentro de casa e evite limpar a sujeira na frente dele. A linguagem corporal de irritação do dono é facilmente detectável pelo filhote, induzindo-o a encontrar lugares cada vez mais obscuros e escondidos para fazer as necessidades dentro de casa.

Se ele foi adestrado com sucesso a utilizar os tapetes próprios para toalete nesse estágio, diminua o uso desses utensílios ou remova-os por completo para estimular uma confiança maior na prática do toalete fora de casa. Um erro comum é mimar o filhote e deixá-lo fazer as necessidades somente dentro de casa, sem ensiná-lo a fazê-las fora de casa. A restrição do filhote a um local para toalete e a um ambiente como um tapete de adestramento até o fim desse período resultará na resistência desse animal em fazer uso de outros recursos, como gramas ou canteiros de flores. Se seu filhote estiver condicionado apenas a associar o toalete ao tapete de adestramento dentro de casa, ele pode prender suas necessidades até voltar ao ambiente familiar, mesmo quando levado para um longo passeio fora de casa.

O simples fato de se ter um jardim e deixar a porta aberta não significa que seu filhote aprenderá a fazer as necessidades fora e não dentro de casa. Coloque uma coleira em seu filhote e passeie com ele, gastando horas e horas até que ele evacue e você esteja por perto para recompensá-lo com petiscos e elogios.

Se o filhote ainda estiver cometendo muitos erros diários, mantenha-se o mais calmo possível e tome uma atitude positiva. Coloque-se constantemente em posição de vigia, monitorando os hábitos dele para conhecer os momentos de toalete (p. ex., depois da ingestão de água ou antes da hora de dormir), para que você possa planejar um horário eficaz de toalete. Leve-o assiduamente para passear ou coloque-o em cima dos tapetes próprios para toalete durante os horários regulares para fazer as necessidades, na tentativa de dar a ele a chance de defecar ou urinar no lugar correto. Lembre-se sempre de reforçar a atitude de forma positiva oferecendo petiscos e elogios, garantindo que a lição seja bem aprendida pelo filhote.

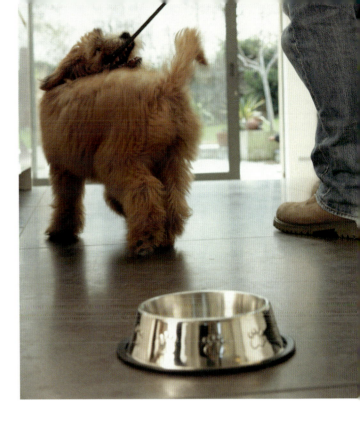

▲ O passeio com seu filhote depois de uma refeição permite que você o elogie pela prática do toalete fora de casa.

Passeios e desenvolvimento social
Nunca se sinta constrangido de perguntar aos donos de cães adultos se o animal de estimação deles é agressivo perto de outros cães antes de permitir a interação de seu filhote com esses outros cães. Se seu filhote ficar extremamente inquieto ou se você ficar preocupado com a possibilidade de agressão, livre-o da situação, puxando a coleira e emitindo comandos verbais. Recompense seu filhote com petiscos e atenção quando ele se aproximar de você, para que a finalização seja positiva. Tenha consciência da linguagem corporal canina, a fim de evitar encontros potencialmente desastrosos.

De modo oposto, não "sufoque" seu filhote – lembre-se de que ele é um cão e precisa aprender muito sobre o mundo. Se você não lhe der certa liberdade nesse estágio, seu filhote pode se tornar um animal medroso ou assustado pelo resto da vida. Os passeios também são importantes para ensiná-lo a aceitar a coleira.

Não se esqueça dos outros membros da família. Dê a qualquer outro cão ou gato a devida e merecida atenção para evitar ciúme ou agressão. Considere a possibilidade de manter seu filhote preso em certas partes da casa por alguns momentos para que os outros cães possam ter um pouco de paz.

QUESTÕES PARA SE PENSAR
Treinamento das pessoas

Uma coisa que notei durante o adestramento de Betty foi que em algumas circunstâncias ela se comportava bem comigo, mas não com outras pessoas. Então, lembrei-me como muitas pessoas se mostram relutantes em repreender crianças desobedientes quando os pais delas estão por perto. Essa conduta do ser humano parece ser verdadeira em relação aos cães de outras pessoas: um visitante em sua casa se mostrará hesitante em repreender o mau comportamento do seu filhote quando você estiver presente; assim, na maioria dos casos, você mesmo o repreende no lugar dessas pessoas, mas isso não funciona tão bem quanto se elas mesmas tivessem tomado a atitude.

Essa situação social é complicada, pois os cães são animais que se reúnem em matilhas e precisam da instrução de todos os membros do grupo para conhecer seu status inferior com base no processo de escalada hierárquica. Os saltos de Betty eram um problema terrível com os visitantes, embora eu houvesse lhe ensinado que ela não conseguiria nenhuma atenção se pulasse em mim. Os visitantes a deixavam fazer isso e até mesmo a estimulava, sem saber que o salto é um péssimo hábito. Minhas repreensões para acabar com esse hábito foram então ignoradas.

Esteja preparado para passar seus conhecimentos a outras pessoas, para que seu filhote receba as instruções compatíveis com as necessidades. Certifique-se de que todos utilizam um comando, como "desça" ou "não". É de suma importância estimular os convidados a reforçar a lição com muitos elogios ou com um petisco quando seu filhote responder de forma correta diante desses convidados.

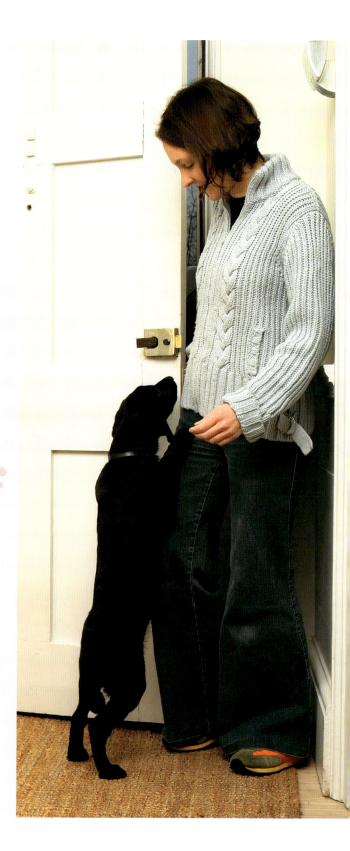

▶ Oriente os visitantes a ignorar um filhote saltitante, dando carinho apenas quando ele estiver com as quatro patas no chão.

Adestramento

Considere inscrever seu filhote em aulas de adestramento durante esse período a fim de estimulá-lo, uma vez que ele está em desenvolvimento (ver p. 82). Você também deve manter o adestramento utilizando os comandos básicos em casa, tanto dentro como fora dela. Comece a ensinar a ele que a vida com os seres humanos envolve alguma separação. Essa é uma importante lição, semelhante ao processo de aprendizado das crianças – quando elas descobrem que ir à escola implica ficar longe de seus pais por um período de tempo. Inicie o adestramento por iniciativa própria, deixando o filhote por breves períodos em locais seguros da casa, como em seu próprio chiqueirinho, cheio de brinquedos. Acostume-o a ficar separado de você por curtos períodos de tempo enquanto você estiver em casa, aumentando gradativamente esse período até 1 hora.

LEMBRETES DE SAÚDE

Tratamentos preventivos

A vermifugação mensal até os 6 meses de vida é recomendada com o uso de líquidos ou pastas para os filhotes de porte menor e comprimidos para os maiores. Aplique um tratamento contra pulgas mensalmente para evitar o desenvolvimento de qualquer alergia a esse ectoparasita. Garanta que esse tratamento seja administrado pelo menos 48 horas após o banho, já que grande parte dos antiparasitários utilizados necessita da presença de uma quantidade maciça de sebo (gordura) sobre a pele para serem absorvidos de forma eficiente.

Check-ups e exames de rotina

Examine entre os dedos e também os olhos e as orelhas em busca de corpos estranhos, como fragmentos e gravetos, pois seu filhote não é capaz de removê-los por conta própria.

A ocorrência de diarréia também pode ser um problema nessa fase, causada pela ingestão de itens indesejáveis presentes no parque. Fique atento e descubra quais parques possuem a menor quantidade de restos de alimento espalhados.

A dentição de seu filhote começa nesse período; por essa razão, ofereça diversos brinquedos interessantes para ele mastigar, ajudando a aliviar o desconforto.

Considere a possibilidade de dar o primeiro banho em seu filhote ou submetê-lo à primeira sessão de embelezamento, arrancando* os pêlos das orelhas (se necessário) para mantê-las limpas.

---

* N.T.: A realização de tal prática é extremamente controversa, e o veterinário deve ser consultado a respeito.

▶ Após os passeios, examine o espaço entre os dedos de seu filhote para remover algum corpo estranho e identificar qualquer lesão precocemente.

QUESTÕES COMUNS
Passaportes para pequenos animais

Meu filhote precisa tomar vacina anti-rábica para obter o passaporte, mesmo que ele esteja viajando para um país onde a raiva foi erradicada?

Sim. Mesmo em viagens para o Reino Unido e a Austrália, onde a raiva não é encontrada, seu cão ainda precisará passar por uma vacinação anti-rábica e depois ser submetido a um exame de sangue. A razão por trás disso está no fato de que o cão pode transitar por países que não estão livres da raiva; assim, a regra da vacinação contra a raiva é universal para todas as viagens internacionais realizadas sob o esquema de obtenção de passaportes para pequenos animais.

Aplicação de microchip

Se seu filhote ainda não tiver recebido a implantação de um microchip, proceda à aplicação nessa fase, antes que ele comece a abandonar a segurança de sua casa e do jardim.

Exigências de viagens

Se você estiver interessado em viajar para o exterior com seu filhote, conclua a primeira dose da vacina contra a raiva após 12 semanas de vida.

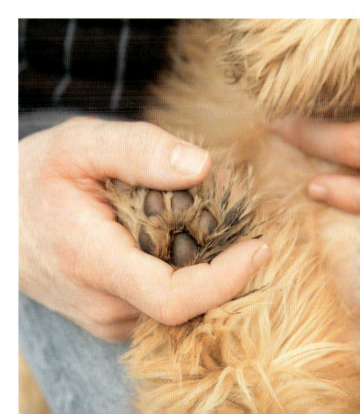

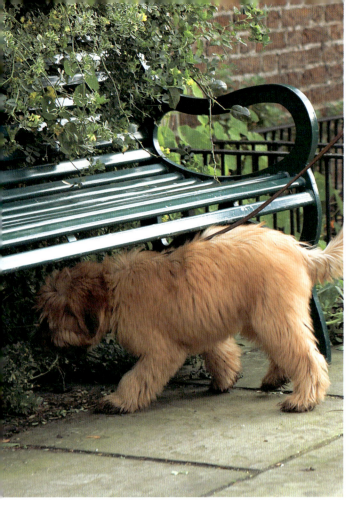

◀ Explorar o ambiente de um parque pela primeira vez será muito emocionante para seu filhote. É normal que ele seja altamente meticuloso!

ou um encontro envolvendo agressão é pior do que não levá-lo para passear.

O conhecimento básico da linguagem corporal canina permitirá que você oriente o primeiro passeio com segurança e evite qualquer incidente indesejável. O nervosismo ou o medo iniciais são respostas compreensíveis em seu filhote nesse grande dia; tais comportamentos podem se manifestar fisicamente com atitudes como: latir, procurar esconderijos, ficar imóvel, tremer ou colocar a cauda entre as pernas. Permita que seu filhote supere o nervosismo sem a sua interferência, pois o conhecimento prévio o informará que um filhote tende a repelir seu nervosismo e assumir uma atitude mais confiante, considerando-se alguns momentos para avaliar a situação.

Sempre mantenha seu filhote preso a uma coleira, cabresto ou peitoral e guia, já que é preferível que ele fique confinado do que fuja de você em casos de inquietação ou medo. Uma guia longa ou passível de extensão dará liberdade de exploração ao filhote, ao mesmo tempo em que o mantém sob seu controle.

VIDA NO PARQUE
Torne-a agradável para ambos

Como dono do filhote, você desenvolverá um gosto pelos passeios nos parques da região à medida que seu filhote tiver acesso ao mundo lá fora. Durante essa exploração, seu filhote será exposto a muitas experiências potencialmente assustadoras, incluindo novos ambientes, cães e pessoas estranhas. Com bom senso, a maior parte dos cenários que trazem o medo à tona pode ser confortavelmente vencida, resultando na diversão de ambos durante os passeios nos parques.

O primeiro passeio

Um evento há muito esperado em grande parte das casas com cães recém adotados, passear com o filhote pela primeira vez em público é uma experiência emocionante para todos. É altamente gratificante ver as reações de seu filhote às pessoas e novidades e exibir o mais novo membro da família com um orgulho de pai. Seu filhote estará passando por tudo isso pela primeira vez; por isso, é sua tarefa garantir que todas essas experiências sejam positivas. Uma experiência negativa

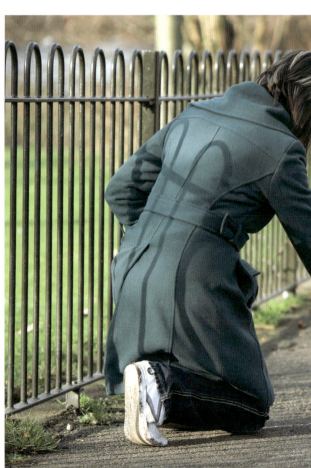

80 DE 12 A 15 SEMANAS

▶ Agache-se perto de seu filhote para lhe dar conforto e proteção quando ele se encontrar com outros cães pela primeira vez.

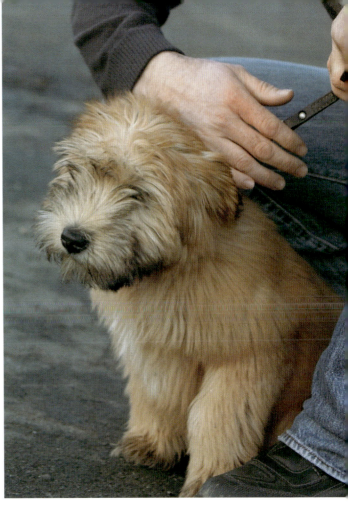

Encontro com outros cães

Fazer amizade com outros cães é importante para que seu filhote aprenda os princípios da etiqueta canina, não desenvolva agressão relacionada ao medo e nem fique perturbado pela variação de porte e aparência dos cães. Pergunte aos donos se seus cães são dóceis com outros cães antes de permitir que se filhote se aproxime. Não pense que somente os cães grandes não são confiáveis, pois é muito provável que seu filhote seja atacado por um cão de porte e estatura semelhantes aos dele do que por um adulto mais dominante e obviamente maior.

Coloque seu filhote no chão com a guia presa e agache-se para permitir que ele recue e se proteja aos seus pés, enquanto você delicadamente afasta o outro cão, reforçando sua posição como protetor e líder do grupo. Quando seu filhote parecer pronto, peça para o dono deixar o outro cão se aproximar da guia.

▼ Os estranhos devem se aproximar lentamente e oferecer uma das mãos para o filhote farejar antes de acariciá-lo.

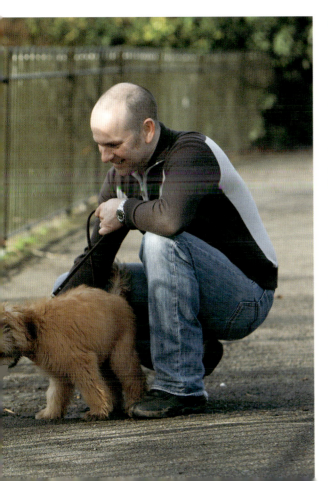

Encontro com outras pessoas

As pessoas geralmente adoram filhotes e ficam ansiosas para conhecer seu adorável animal de estimação quando você estiver em um parque. Embora seja importante expor seu filhote a todos os tipos de pessoas, os primeiros encontros devem ser calmos e gradativos.

Peça a qualquer estranho que queira brincar com seu filhote para se aproximar lentamente, permitindo que o cão lhe cheire as mãos antes de acariciá-lo. Se seu filhote parecer nervoso, peça para que outra pessoa não o encare diretamente. O contato direto com os olhos dos animais é um ato de provocação, que pode representar uma pequena ameaça ao seu filhote. A maior parte dos filhotes em processo de amadurecimento superará essa idéia, percebendo que os seres humanos olham nos olhos sem a intenção de entrar em conflito. Isso pode ser feito em casa, condicionando-o a receber um petisco enquanto olha para o dono sorridente. Se você utilizar essa abordagem, o filhote gradativamente começará a reconhecer a variedade das expressões faciais humanas associadas com emoções positivas ou não ameaçadoras.

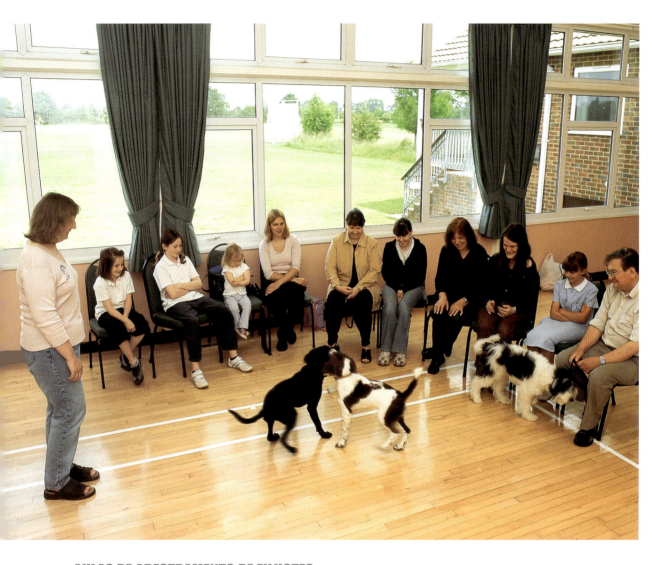

▲ A socialização com outros cães é um ponto muito importante nas aulas de adestramento de filhotes.

AULAS DE ADESTRAMENTO DE FILHOTES
De que forma elas podem ajudar

As aulas de adestramento são experiências divertidas, instrutivas e gratificantes tanto para você como para seu filhote em crescimento. As aulas variam enormemente em termos de estrutura, estilo e conteúdo, embora o adestramento de obediência seja o tipo mais comum. Além de adestrar os filhotes, as aulas de adestramento também são destinadas a treinar os donos novatos que, antes de mais nada, costumam ser os únicos responsáveis pelas falhas dos novos membros da família, em virtude da falta de conhecimento do universo canino. As aulas também ajudarão a tratar e corrigir qualquer problema comportamental que possa ser preocupante (ver Solução de Problemas, pp. 112-135).

A escolha do curso de adestramento

Peça orientação aos donos de outros cães e ao veterinário para encontrar um curso que seja bem-conceituado e mesmo assim assista a algumas aulas diferentes sem que seu filhote escolha a melhor. As pequenas turmas de não mais do que 10 filhotes, às quais os participantes compareçem toda semana para garantir a constância do adestramento, são as mais eficientes. Os filhotes também devem ser de porte e idade semelhantes para que os exercícios de socialização sejam benéficos para todos os envolvidos.

DIÁRIO DE BETTY
Nossa primeira discussão

Dia 40 Betty já tinha crescido o suficiente para saltar em meu caro sofá de couro. Embora seja gracioso ver os objetivos dela finalmente se concretizarem, eu logo desaprovei suas atitudes e pedi para ela descer do sofá. Pela primeira vez em nossa relação e com um verdadeiro acesso de raiva, ela começou a latir para mim. Eu respondi com um sonoro "não", apenas para ser bombardeado com latidos mais baixos e chiliques. Minha primeira reação foi achar graça da situação, mas, ao "vestir rapidamente meu chapéu de adestrador", notei que esse era o primeiro sinal de rebeldia que precisava ser rapidamente suprimido. Outra vez, retruquei um "não", depois a prendi na coleira e caminhei com ela até o engradado, onde ela permaneceu por 5 minutos. Eu a soltei em silêncio e, em seguida, dei toda a atenção a ela quando ela se sentou ao meu comando um minuto depois – assim, as coisas calmamente voltaram ao normal.

Dia 41 A ofensa se repete! Deixei Betty sozinha por alguns minutos para sair e comprar um pouco de leite no mercado da região. Quando voltei para casa, ela estava descansando resplandecente em cima do sofá, mastigando uma almofada de pele de carneiro com a satisfação presunçosa de um jovem delinqüente. Gritei "desça daí!" e ela saiu do sofá rapidamente. Em seguida, sentei-me para ver o estrago feito na almofada, quando novamente ela começou a latir para mim. Eu disse "não", mas ela continuou a latir e a saltar. Repeti o comando, mas sem nenhum sucesso, e ela foi novamente colocada no engradado por um intervalo de tempo bem merecido. Percebi que ela estava tentando me contrariar, latindo cada vez mais alto; assim, jurei para mim mesmo que, da próxima vez, um único comando para fazê-la descer e a resposta correta de Betty daria um basta em tudo isso. Algum tempo depois naquela mesma tarde, ela novamente cometeu o inimaginável, lançando-se sobre o sofá. Eu contra-ataquei com o mesmo comando "desça", pois havia crédito pelo que ela fez. Betty então começou a latir novamente, mas dessa vez eu a ignorei, pois percebi que eu já havia demonstrado minha liderança quando me sentei no sofá e ela foi "expulsa" do local; dentro de um curto espaço de tempo ela foi se recolher para cama de mau humor, muda e frustrada.

Lições aprendidas
Paciência, perseverança e compreensão da individualidade de seu filhote são cruciais para se manter um ambiente doméstico calmo e tranqüilo.

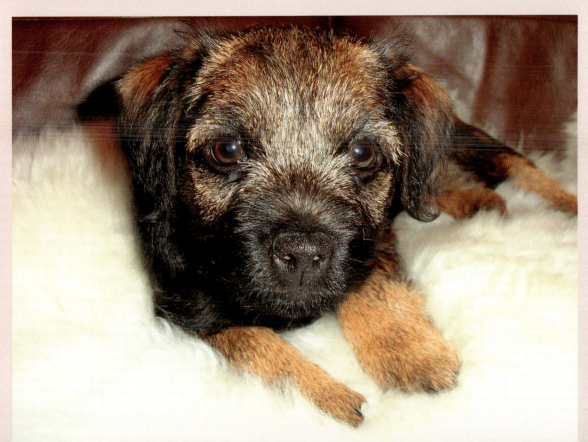

Métodos indesejáveis de adestramento

Evite qualquer aula que utilize força ou punição como solução rápida. Esse tipo de terapia de aversão pode gerar um resultado imediato, mas induz a problemas comportamentais em seu filhote no futuro.

Fase de socialização

Após a escolha de uma aula que supra suas necessidades e se encaixe em seu estilo de vida, chegue cedo para permitir que seu filhote se acalme depois da viagem de carro. Os adestradores perspicazes avaliarão todo filhote que participar das aulas e determinarão as necessidades de cada um com base no temperamento. Um bom adestrador de cães adapta a aula à natureza e à índole de cada dupla de filhote e dono. A maior parte das aulas começa com um período de brincadeiras, no qual a socialização dos filhotes é permitida sob o olhar atento do adestrador. Qualquer força ou agressão excessiva será rapidamente suprimida pelo adestrador para evitar reações ao medo e prosseguir com os procedimentos de forma positiva.

▼ Não confunda seu filhote com mensagens contraditórias. Se você não quiser que ele suba no sofá, mantenha-o sempre afastado.

Estratégias de adestramento

A próxima etapa consiste na demonstração dos comandos básicos pelo adestrador com cada filhote; às vezes, o adestrador consegue obter uma rápida resposta a um comando que previamente você teve pouco sucesso. Grande parte das estratégias de adestramento envolve a compreensão do "ponto de vista" de seu filhote em uma dada situação e a correspondente reação para ratificar uma resposta positiva.

Como você pode beneficiá-lo

O adestrador terá um excelente entendimento da linguagem corporal e do comportamento do cão e será capaz de utilizar esse conhecimento para adestrar o filhote a fazer o que o adestrador deseja, na hora que este quiser. Conforme as semanas passam, as aulas ensinarão a você essas habilidades e lhe darão a oportunidade de fazer perguntas em um ambiente de apoio para aperfeiçoar sua compreensão sobre a mente canina. Um programa de adestramento em geral será oferecido a você ao final, com exercícios para serem feitos em casa. Esse programa também conta com a instrução do dono para ajudar a moldar o filhote, em fase de crescimento, em um cão adulto calmo e bem comportado.

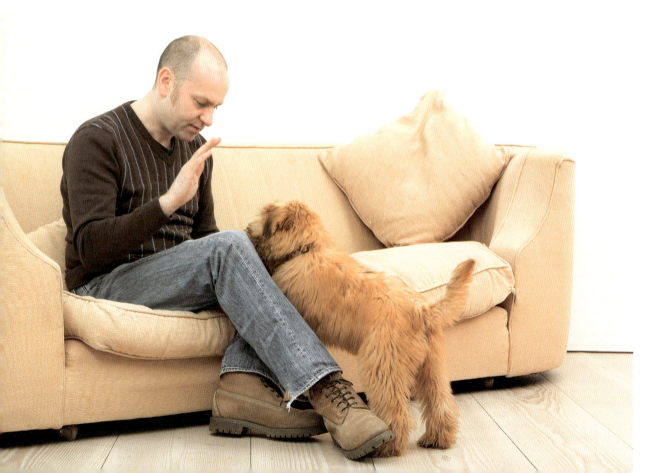

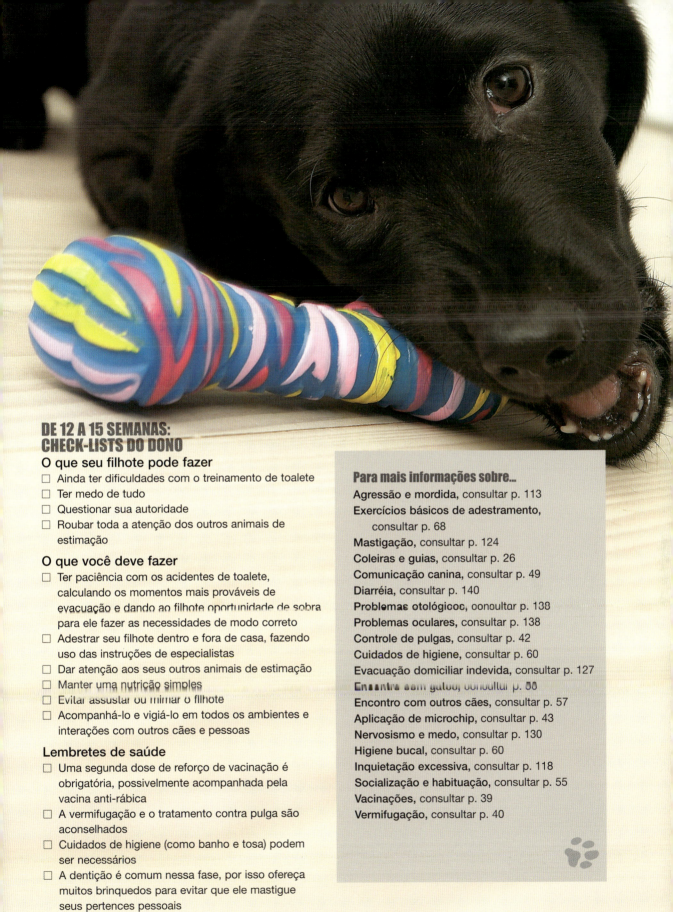

DE 12 A 15 SEMANAS: CHECK-LISTS DO DONO

O que seu filhote pode fazer
☐ Ainda ter dificuldades com o treinamento de toalete
☐ Ter medo de tudo
☐ Questionar sua autoridade
☐ Roubar toda a atenção dos outros animais de estimação

O que você deve fazer
☐ Ter paciência com os acidentes de toalete, calculando os momentos mais prováveis de evacuação e dando ao filhote oportunidade de sobra para ele fazer as necessidades de modo correto
☐ Adestrar seu filhote dentro e fora de casa, fazendo uso das instruções de especialistas
☐ Dar atenção aos seus outros animais de estimação
☐ Manter uma nutrição simples
☐ Evitar assustar ou mimar o filhote
☐ Acompanhá-lo e vigiá-lo em todos os ambientes e interações com outros cães e pessoas

Lembretes de saúde
☐ Uma segunda dose de reforço de vacinação é obrigatória, possivelmente acompanhada pela vacina anti-rábica
☐ A vermifugação e o tratamento contra pulga são aconselhados
☐ Cuidados de higiene (como banho e tosa) podem ser necessários
☐ A dentição é comum nessa fase, por isso ofereça muitos brinquedos para evitar que ele mastigue seus pertences pessoais

Para mais informações sobre...
Agressão e mordida, consultar p. 113
Exercícios básicos de adestramento, consultar p. 68
Mastigação, consultar p. 124
Coleiras e guias, consultar p. 26
Comunicação canina, consultar p. 49
Diarréia, consultar p. 140
Problemas otológicos, consultar p. 138
Problemas oculares, consultar p. 138
Controle de pulgas, consultar p. 42
Cuidados de higiene, consultar p. 60
Evacuação domiciliar indevida, consultar p. 127
Encontro com gatos, consultar p. 58
Encontro com outros cães, consultar p. 57
Aplicação de microchip, consultar p. 43
Nervosismo e medo, consultar p. 130
Higiene bucal, consultar p. 60
Inquietação excessiva, consultar p. 118
Socialização e habituação, consultar p. 55
Vacinações, consultar p. 39
Vermifugação, consultar p. 40

De 16 a 19 semanas
Rebeldia adolescente

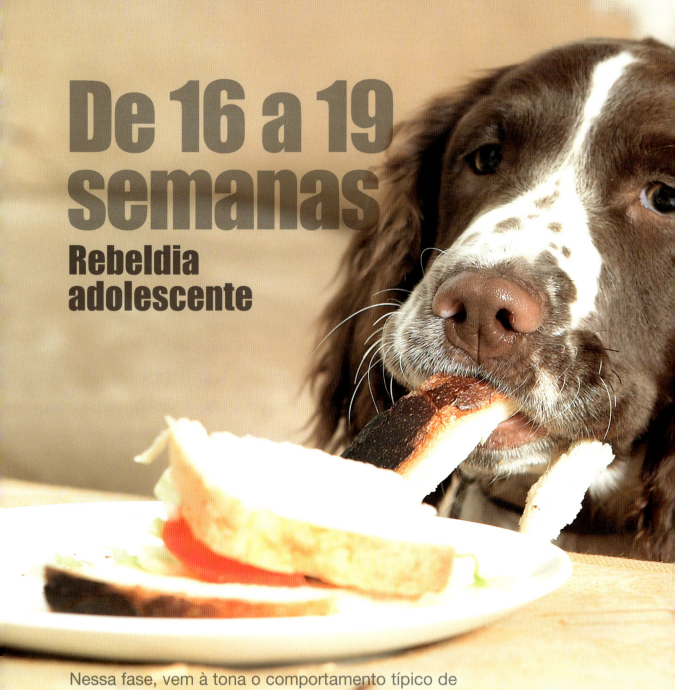

Nessa fase, vem à tona o comportamento típico de um adolescente: a propensão a fugir de autoridades, ter prazer em pegar o que não deve, mostrar-se anti-social, não ter modos, surdez seletiva... Tudo isso pode levar você a se questionar sobre a sua decisão de ter adquirido um cão. A perseverança é a chave do sucesso! Para sobreviver a essa fase, você deverá apelar às habilidades aprendidas no passado.

DEVERES DOS "PAIS"
Seja vigilante na monitoração do comportamento
Haverá um forte laço de afeto entre o dono e o filhote nessa fase, o que ajudará a manter os problemas sob controle com paciência, compreensão e amor. Mesmo tendo superado muitas dificuldades de comportamento e adestramento para chegar até aqui, você não deve se dar por satisfeito. Com o aumento da autoconfiança do filhote, não será tão fácil contentar seu cãozinho; o que pode resultar em uma briga de poderes que pode durar muitos meses. Problemas comportamentais mais complexos podem começar a se manifestar, devendo ser tratados imediatamente; do contrário, seu filhote (e você) podem ser destinados a conviver com esses problemas para sempre.

Seja perseverante no desenvolvimento de seu filhote
Da mesma forma que um adolescente, seu filhote pode não gostar de ser controlado, acariciado ou enfeitado nesse período. Entretanto, é importante que você persista em seus esforços para garantir que ele permita tais práticas no futuro.

COMPORTAMENTO DO FILHOTE
Prepare-se para a inconstância
Seu filhote pode exibir uma dualidade distinta de caráter nessa fase, mostrando-se doce, bem-adestrado e atencioso em um momento, mas inquieto e rude em outro. Embora ele queira lhe mostrar que já é adulto, na verdade está longe disso. Dessa forma, você precisará mantê-lo sob controle para evitar qualquer lesão corporal, conferindo um nível suficiente de liberdade para que ele possa também cometer erros e aprender com eles.

Reavalie a personalidade de seu filhote
Nesse momento, a personalidade de seu filhote está sendo aperfeiçoada; as manifestações de desconfiança ou impetuosidade acentuadas são traços comportamentais que precisam ser tratados. Nesse período, ficará claro se seu filhote tem perfil de animal dominante ou submisso; seja qual for, há atributos tanto positivos como negativos. Nessa fase, também pode surgir um comportamento agressivo por domínio, nervosismo ou medo, o que pode levar o dono ao desespero.

A raça de seu filhote começará a ter influência sobre a personalidade dele; nesse caso, a herança genética do papel funcional para o qual seus progenitores foram especificamente reproduzidos resultará em atos excêntricos interessantes e enigmas comportamentais no ambiente doméstico. O dono pode fazer uso de um adestramento mais complexo para canalizar a independência ou as habilidades do filhote recém-descobertas, ajustando-as aos atributos do filhote, sem deixar de lado as regras da casa e o respeito pelos idosos.

Fique atento à manifestação de medo
O medo pode voltar a se manifestar nesse mês de vida; nesse caso, seu filhote pode nutrir o desejo de fugir de qualquer ameaça real ou perceptível com que ele se deparar. Manter o equilíbrio entre a exposição contínua a novos indivíduos e ambientes e a proteção de situações relacionadas ao medo pode ser um verdadeiro desafio. Não tenha receio de buscar ajuda de especialistas em comportamento, adestramento e medicina veterinária, para garantir o tratamento correto de qualquer dificuldade comportamental exibida nesse período.

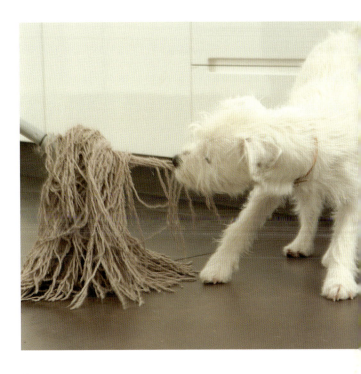
▲ Um filhote desobediente e malcriado pode não ser tão divertido quando alguma tarefa doméstica precisa ser feita.

DE 16 A 19 SEMANAS

O QUE SEU FILHOTE PODE FAZER

Manifeste-se em favor da lealdade do filhote

Apesar do comportamento rebelde, seu filhote demonstrará um forte sentimento de amor por você e seus familiares, o que de certo modo ajuda a compensar todos os pontos negativos.

Comportamento que precisa de compreensão

Seu filhote pode demonstrar medo de coisas às quais ele já havia sido exposto, medo de tráfego e novos ambientes, além de nervosismo perto de estranhos. Ele pode começar a se ofender por ser submetido a cuidados de higiene ou a exames e ainda apresentar acidentes ocasionais de toalete dentro de casa. A mastigação deve estar em baixa, uma vez que seu filhote ficará entediado com brinquedos antigos e se tornará cada vez mais destrutivo se eles não forem regularmente substituídos por outros novos.

▼ Mastigar a guia pode ser a forma encontrada por seu filhote de se rebelar contra sua autoridade.

Comportamento que precisa de neutralização

Seu filhote pode tentar transgredir as regras comportando-se de modo cada vez mais elaborado quando você estiver por perto e ainda pode se comportar mal quando deixado sozinho. O latido, o comportamento destrutivo e a evacuação domiciliar indevida podem ser sinais precoces de alerta de transtornos de apego demasiado ou de ansiedade da separação — capazes de acometer seu filhote durante a transição para a idade adulta. O ato de morder a guia, outras pessoas, animais ou até mesmo o dono pode ocorrer durante esse período de teste. Tais comportamentos precisam ser corrigidos imediatamente.

Alguns filhotes poderão ser deixados sem coleira no parque, exibindo resultados variados — muitos sairão em busca de qualquer migalha comestível, como se tivessem sido privados de suas próprias refeições! Com o crescimento em estatura e o aumento da autoconfiança, seu filhote pode começar a roubar a comida do prato ou desenvolver tendências agressivas brandas (relacionadas ao alimento) contra outros animais ou pessoas, incluindo você.

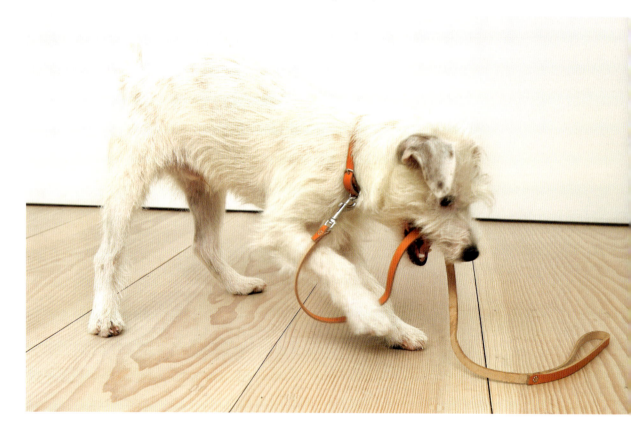

O QUE VOCÊ DEVE FAZER
Disciplina do dia-a-dia

Continue a ser um bom líder, mostrando imparcialidade e perseverança. Não deixe que sua atenção nas regras de adestramento e da casa diminua e comece a permitir que seu filhote cometa pequenos delitos. Certifique-se de que todos os membros da casa estejam seguindo as mesmas regras, já que o cumprimento de regras distintas vindas de pessoas diferentes confundirá o filhote e favorecerá as questões de domínio. Jamais tolere mordidas ou agressões. Não hesite em discutir com os outros membros da família sobre qualquer um desses problemas que você tem tido a fim de dar vazão à frustração e diminuir os níveis de tensão e aborrecimento dentro de casa.

Fique de olho no problema caso você tenha notado qualquer indício de agressão ou nervosismo em seu filhote. Se a situação aparentemente piorar, converse com o veterinário a respeito de um possível encaminhamento para um especialista em comportamento.

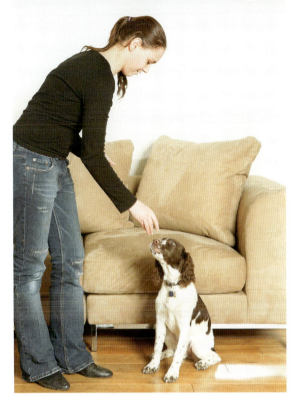

▲ A posse responsável e coerente, com todos os membros da família seguindo as mesmas regras, será recompensada com um filhote bem-comportado.

QUESTÕES COMUNS
Comportamento

Quando meu filhote realmente se comporta mal, é certo dar umas palmadas em seu traseiro ou no nariz para fazê-lo entender sua malcriação?

A punição física jamais deve ser utilizada. Repreender um filhote fisicamente para ensiná-lo a ter disciplina é um método arcaico ainda utilizado por algumas pessoas hoje em dia. No entanto, agir dessa forma só romperá o elo de confiança e amizade que você já desenvolveu com seu filhote, ocasionando o surgimento de medo e tendências agressivas contra o próprio dono ou contra outras pessoas no futuro.

É difícil se conter no calor do momento, mas sempre faça uma pequena pausa e reflita sobre a situação, tentando reagir de maneira calma e conveniente para evitar a perda de todo o seu trabalho e não traumatizar seu filhote pelo resto da vida. Na maior parte dos casos, a punição física só ensinará ao cão como evitar as "palmadas" no futuro – ele continuará a se comportar mal, mas evitará você.

Um tipo de punição física que foi muito utilizada no passado era "esfregar o focinho do filhote" na urina ou nas fezes quando ele fazia suas necessidades em locais inapropriados dentro de casa. Essa reação simplesmente assustará o filhote, embora ocasionalmente também possa suscitar o gosto por fezes! Seja honesto consigo mesmo e conheça suas limitações; se você teve um dia de provação ou sente que sua paciência quase se esgotou, mantenha o menor nível de adestramento possível, fornecendo ao filhote brinquedos ou petiscos mastigáveis apropriados para promover uma tarde descontraída e feliz.

DE 16 A 19 SEMANAS 89

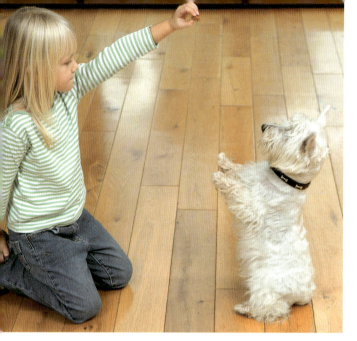

◀ Ensinar alguns truques, como "sentar e pedir", é uma excelente forma de estimular um filhote em crescimento.

Adestramento

Adestre seu filhote para que ele fique sozinho por até 3 horas. Em uma parte segura e calma da casa, ignore-o por 15 minutos antes de oferecer brinquedos, comida e água. Faça passeios mais longos e mais interessantes agora que seu filhote está mais calmo e se comporta melhor com a guia. Prossiga com as aulas de adestramento e as lições de casa, por exemplo, ensinando a ele alguns truques.

Você também pode aprender um pouco mais sobre a raça de seu cão, descobrindo para que eles foram originalmente reproduzidos e o que eles gostam de fazer, a fim de possibilitar o estímulo de suas habilidades inatas. Por exemplo, por ser um cão de rebanho, o Border Collie será muito bom em brincadeiras de busca e esconde-esconde. Você pode até tentar ensiná-lo a dançar, pois essa raça necessita de boa agilidade – uma outra aptidão formidável de um Border Collie.

Com ou sem guia? – eis a questão

Chegará o dia em que você deixará seu filhote sem a guia. Esse momento é motivo de muita discussão e depende muito do desenvolvimento individual do seu filhote e do tipo de adestramento adotado. A guia é o único aparato que protege o seu filhote do perigo; por essa razão, ela deve ser utilizada até que você tenha certeza de que as respostas do filhote aos seus comandos são confiáveis ou de que o ambiente é seguro para soltá-lo.

Na dúvida, o uso de uma guia longa dará ao seu filhote uma sensação de liberdade e representará uma espécie de cabo de segurança. Em áreas livres de confusão, como um campo sem cães ou outros animais, sem crianças ou idosos por perto, essas guias podem ser utilizadas para avaliar os comandos básicos quando seu filhote está quase pronto para ficar sem guia. Adote uma postura entusiasmada nos passeios, de modo que você seja a atração mais interessante do parque para o seu filhote, fazendo uso de petiscos e elogios a fim de garantir o rápido retorno dele até você. Continue praticando os comandos básicos em casa e no jardim para aperfeiçoar suas habilidades de chamar o filhote de volta, colocando-o à prova fora de casa sem o uso da guia somente quando não houver nada que desvie a atenção dele.

▼ Apenas considere as aventuras sem a guia quando você tiver certeza de que seu filhote responde aos seus comandos de modo satisfatório.

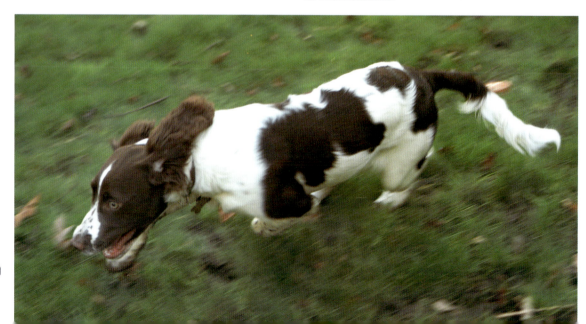

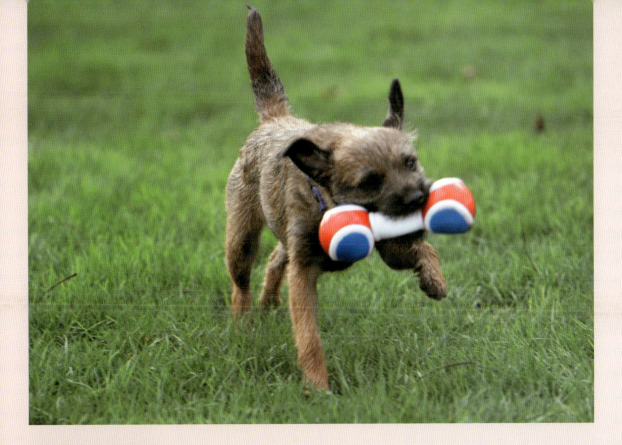

DIÁRIO DE BETTY
O terror e o Terrier

Dia 79 Por estar trabalhando em uma clínica veterinária ao lado de um enorme parque, resolvi dar um passeio com a agitada Betty na hora do almoço. Nessa fase, ela já era um cão notório (pois já havia feito suas proezas nos primeiros dias em casa). Ao perceber que era o único dono de cão por perto, distanciei-me da estrada e deixei Betty sem a guia. Atirei a bola inúmeras vezes e Betty a devolvia, soltando-a e recebendo um petisco pelo bom trabalho.

Deixei que ela farejasse o local, pois notei três garotos voltando da quadra de tênis bem longe do campo. Como eles estavam caminhando em nossa direção e Betty estava quieta e distraída, eu a deixei sem a guia. Betty, então, caminhou muito lentamente até eles e "disse oi" de um modo super gracioso. Dois deles se aproximaram para cumprimentá-la, mas o outro ficou um tanto relutante. Eu afirmei que ela era apenas um filhote e muito dócil, mas ele se manteve distante.

Depois de "importunar" os dois garotos, Betty aproximou-se do outro, esperando pelo mesmo. O garoto de repente "deu no pé", fugindo do suposto cão assustador. Como Betty é um Border Terrier, um grupo de cães criados para caça, esse foi o início de um pesadelo. Ela acelerou o passo para agarrar esse "estranho brinquedo", latindo com alegria e ignorando meus comandos para voltar. O garoto correu em direção à porta, que estava aberta, e à estrada; felizmente, sou praticante de corrida e consegui alcançar o garoto e detê-lo. Betty, então, parou imediatamente, olhando para o menino e para mim para ver de onde surgiria a próxima brincadeira.

Com o uso de palavras duras e da guia, pedi para Betty se sentar e lhe ofereci um petisco antes de voltar ao trabalho; na verdade, para descansar um pouco e tomar algum remédio para o coração!

Lições aprendidas
Fique atento nos parques. Os cães dóceis podem nos tornar complacentes e benevolentes em encontros com pessoas; por isso, sempre acompanhe qualquer interação para evitar situações assustadoras que envolvam o filhote, outras pessoas ou até mesmo você.

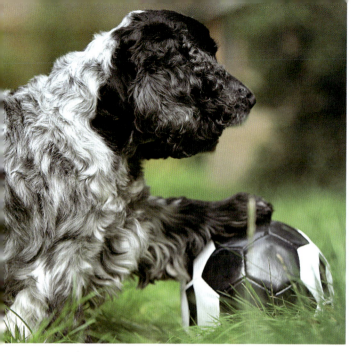

▲ Mantenha seu filhote estimulado com passeios interessantes e brinquedos novos.

LEMBRETES DE SAÚDE
Tratamentos preventivos
A vermifugação é novamente obrigatória nesse mês, e a maior parte dos filhotes já se encontra grande o suficiente para tomar vermífugos em forma de comprimidos. A aplicação de antiparasitários para controle das pulgas é importante, especialmente nessa fase em que o filhote tem acesso à rua.

Check-ups e exames de rotina
Continue a avaliar o estado geral do filhote, para que sejam possíveis a identificação precoce e o tratamento ou a prevenção de qualquer problema de pele e parasitoses, bem como infecções oculares e otológicas. Os cuidados de higiene, a escovação dos dentes e os banhos são formas simples e práticas de submeter seu cão a um check-up completo e regular. Manter o filhote familiarizado com a realização desses procedimentos em casa diminuirá o estresse durante a visita ao veterinário.

Examine os condutos auditivos para verificar o aumento da produção de cera e a presença de corpos estranhos. As soluções otológicas de limpeza podem ser adquiridas no veterinário e servem para manter as orelhas de seu filhote limpas, com boa aparência e odor agradável.

As unhas do filhote podem ter crescido o bastante a ponto de machucar o dono ou de ser arrancada e causar dor no próprio animal. Os passeios em superfícies ásperas, como em trilhas de cimento, representam a melhor forma de manter as unhas de seu cão aparadas. Examine-as regularmente e, se necessário, apare-as ou submeta-as aos cuidados de um profissional.

Você pode notar a perda de alguns dentes, mas não se preocupe, pois se trata da troca dos dentes de leite (decíduos) pelos permanentes. Ofereça objetos e brinquedos mastigáveis e maiores, já que a mandíbula de seu filhote está cada vez mais forte e precisa passar por um esforço mais vigoroso.

Avalie o peso regularmente tanto em casa como na clínica veterinária, aumentando as porções de alimento à medida que seu filhote se desenvolve, a fim de manter seu crescimento no caminho certo. A taxa de ganho de peso sofrerá uma queda em grande parte das raças de porte pequeno por volta dos 4 meses de vida, enquanto as raças de porte maior continuarão a crescer em uma velocidade considerável.

Além disso, verifique se a coleira do seu filhote não está muito apertada.

Exigências de viagens
Se você pretende obter um passaporte para animais de estimação, seu filhote pode precisar de um exame de sangue obrigatório, pelo menos 30 dias antes da primeira dose da vacina contra raiva.

▼ Examine as orelhas de seu filhote regularmente e, se necessário, utilize uma solução otológica de limpeza para evitar infecção.

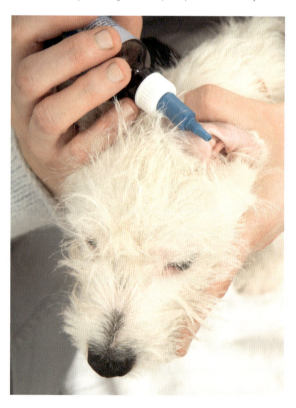

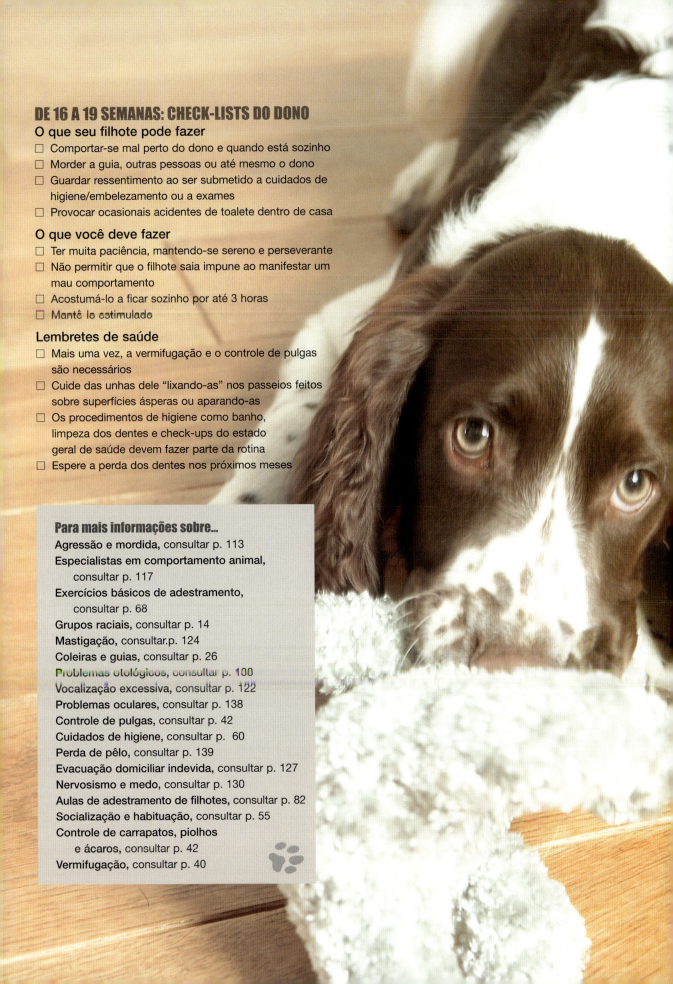

DE 16 A 19 SEMANAS: CHECK-LISTS DO DONO

O que seu filhote pode fazer
- [ ] Comportar-se mal perto do dono e quando está sozinho
- [ ] Morder a guia, outras pessoas ou até mesmo o dono
- [ ] Guardar ressentimento ao ser submetido a cuidados de higiene/embelezamento ou a exames
- [ ] Provocar ocasionais acidentes de toalete dentro de casa

O que você deve fazer
- [ ] Ter muita paciência, mantendo-se sereno e perseverante
- [ ] Não permitir que o filhote saia impune ao manifestar um mau comportamento
- [ ] Acostumá-lo a ficar sozinho por até 3 horas
- [ ] Mantê-lo estimulado

Lembretes de saúde
- [ ] Mais uma vez, a vermifugação e o controle de pulgas são necessários
- [ ] Cuide das unhas dele "lixando-as" nos passeios feitos sobre superfícies ásperas ou aparando-as
- [ ] Os procedimentos de higiene como banho, limpeza dos dentes e check-ups do estado geral de saúde devem fazer parte da rotina
- [ ] Espere a perda dos dentes nos próximos meses

Para mais informações sobre...
Agressão e mordida, consultar p. 113
Especialistas em comportamento animal, consultar p. 117
Exercícios básicos de adestramento, consultar p. 68
Grupos raciais, consultar p. 14
Mastigação, consultar.p. 124
Coleiras e guias, consultar p. 26
Problemas otológicos, consultar p. 108
Vocalização excessiva, consultar p. 122
Problemas oculares, consultar p. 138
Controle de pulgas, consultar p. 42
Cuidados de higiene, consultar p. 60
Perda de pêlo, consultar p. 139
Evacuação domiciliar indevida, consultar p. 127
Nervosismo e medo, consultar p. 130
Aulas de adestramento de filhotes, consultar p. 82
Socialização e habituação, consultar p. 55
Controle de carrapatos, piolhos e ácaros, consultar p. 42
Vermifugação, consultar p. 40

De 20 a 24 semanas

Problemas emocionais da adolescência

Nesse estágio, acontecerá uma mudança na sua relação com o filhote; o relacionamento entre "pai e filho" se transformará em companheirismo mútuo. Mas os problemas emocionais que anunciam a maturidade sexual, semelhantes àqueles de um adolescente, irão colocar esse quadro feliz à prova. Nessa fase, um nível mais alto de adestramento e orientação especializada podem ser explorados para fazer de seu filhote o cão dos seus sonhos.

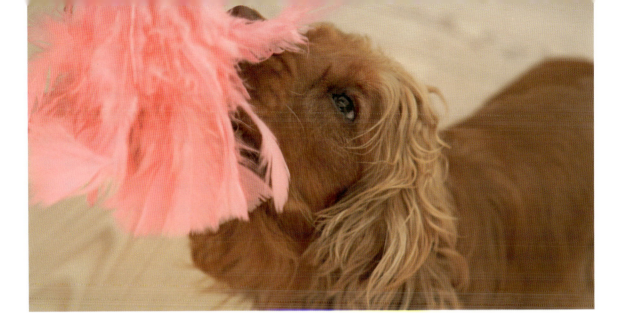

▲ Mais corajoso, mais esperto e mais bem comportado — essas são as expectativas para um filhote nesse estágio de desenvolvimento.

DEVERES DOS "PAIS"
Avalie e ajuste
Enérgico, entusiasmado e ousado, seu filhote já crescido tem ainda uma grande capacidade para aprender. Aproveite esse período para avaliar o desenvolvimento dele e corrigir quaisquer deficiências. Com a experiência e a confiança aperfeiçoadas com e sem a guia, o passeio com seu filhote torna-se mais uma diversão do que uma obrigação.

COMPORTAMENTO DO FILHOTE
Observe as características da raça
A raça de seu filhote pode ser novamente utilizada como um indicador dos comportamentos esperados. O histórico de certos traços comportamentais na raça irá encorajar você a permanecer vigilante ao deixar seu filhote solto dentro de casa e também fora dela.

Declaração de independência
A independência recém-descoberta e o espírito liberal de seu filhote serão apreciados nos parques, mas podem não ser tão bem recebidos dentro de casa, onde uma leve propensão à destruição irá se tornar uma verdadeira guerra pelos seus pertences. Mastigar e dilacerar pertences e mobílias são atitudes que podem ser esperadas pelos donos de filhotes que não receberam adestramento, exercício ou estímulo correto. O passeio por toda a casa pode ser privilégio de poucos. Se um dono extremamente "zeloso" relaxar no confinamento dentro de casa, o tiro pode sair pela culatra e resultar no retrocesso do adestramento doméstico e em possíveis acidentes de toalete em novos lugares.

Grande, valente e autoconfiante
Nesse estágio, seu filhote está maior, mais forte e confiante, sendo capaz de provocar lesões significativas se não houver um adestramento prévio. Os atos de saltar, morder e ser rude são tipos de brincadeiras grosseiras que o filhote pode tentar fazer, e isso pode levar alguns donos despreparados a se arrepender de terem adquirido um cão. Algumas raças de porte pequeno praticamente alcançarão o tamanho de adulto, enquanto as de porte maior ainda terão um caminho a percorrer.

Puberdade do filhote
As raças de porte menor estarão caminhando para a adolescência; portanto, esteja preparado para a "montanha-russa" hormonal que esse prelúdio da maturidade sexual pode trazer. A marcação territorial com odor e o comportamento agressivo, particularmente contra outros cães machos, podem ser observados em machos jovens, enquanto insegurança, indiferença e mudanças de humor são percebidos pelos donos de fêmeas adolescentes. O adestramento doméstico de fêmeas filhotes também pode regredir quando elas estiverem no cio, voltando a urinar e defecar dentro de casa depois de meses sem fazer isso.

Os comportamentos podem aparecer e desaparecer em qualquer um dos sexos por um período de até 3 anos, quando os seus níveis hormonais oscilantes vêm a termo nos novos cães adultos. Os filhotes com idade mais avançada terão desejos e aptidões sexuais que devem ser refreados, já que os níveis de desenvolvimento físico e maturidade são ainda insuficientes para lidar com as conseqüências.

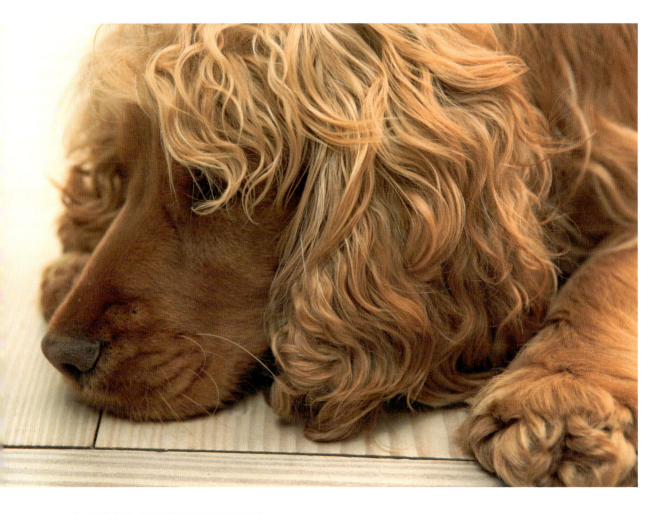

O QUE SEU FILHOTE PODE FAZER
Comportamento que precisa de compreensão

Com o início da maturidade sexual, o comportamento de alguns filhotes machos pode se tornar desregrado. Levantar a perna para marcar o território com o odor da urina, o interesse por cadelas ou o comportamento agressivo contra outros machos, bem como a natureza errante e a surdez seletiva, são compatíveis com os filhotes de rápido crescimento. Durante o estro (cio), as fêmeas filhotes parecem erráticas e podem se tornar inseguras, agressivas ou deprimidas.

Comportamento que precisa de neutralização

Com o crescimento e o desenvolvimento saudáveis, seu filhote em fase de amadurecimento pode começar a surpreender você com grande exuberância e força bruta.

▲ Insegurança, medo acentuado ou depressão podem ser alterações de personalidade observadas em cadelas no cio.

▶ O ato de saltar ou comportamentos agressivos podem se tornar um problema durante esse período algumas vezes turbulento.

Se o status de líder do grupo não foi adequadamente firmado, é possível que ocorram confrontos com mordidas. Também podem se desenvolver tendências agressivas em torno do alimento, além de importantes danos a itens domésticos e saltos em mobílias, nas visitas e no próprio dono, caso o filhote enérgico e confiante não receba os cuidados apropriados. As mudanças de humor e as oscilações dos níveis hormonais são influências negativas que podem levar à falta de concentração e ao retorno à evacuação domiciliar indevida, opondo-se aos aspectos positivos de sede renovada por conhecimento, brincadeira e adestramento de seu filhote.

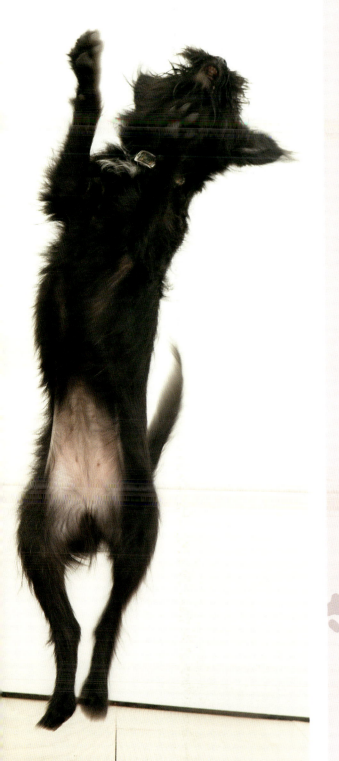

QUESTÕES PARA SE PENSAR
O animal guarda rancor?

Assim como a questão referente ao sentimento de culpa nos cães (ver p. 100), a capacidade de nossos companheiros caninos de guardar rancor é muito discutida por donos e cientistas. Sem dúvida alguma, os cães são capazes de se lembrar de uma injustiça cometida por seres humanos e outros animais, sendo peritos em evitar confronto e conflito. Também já ouvi muitas histórias de que os cães guardam rancores, inclusive uma contada há pouco tempo por um amigo.

Um cão mestiço e cego de um olho chamado Ratty tem vários donos (várias pessoas cuidam dele) em uma empresa de surfe no Algarve, em Portugal, onde passei algum tempo escrevendo este livro. Um dos meus melhores amigos, um instrutor de surfe chamado Sebastian, estava conduzindo um grupo de surfistas para fora da cidade quando notou que Ratty perseguia-o correndo, já que ele costumava ser levado em tais viagens. Mas durante os meses de verão, os cães são proibidos de freqüentar a praia com os turistas; dessa forma, Ratty teve de voltar para a cidade e ficar na pousada. Nessa tarde, Sebastian tentou compensar Ratty por não levá-lo à praia, brincando com seu jogo favorito de perseguir uma garrafa de plástico vazia. Embora costumasse ficar em êxtase com essa brincadeira, Ratty desdenhou e desprezou as tentativas de Sebastian de bajulá-lo, ficando amuado em um canto da pousada.

O comportamento de Betty também me estimulou a repensar as descobertas científicas sobre esse assunto, particularmente suas atitudes após ser deixada em casa por uma série de períodos curtos quando eu tinha três compromissos em um só dia. Embora eu passeasse normalmente com ela, Betty não aprovava a minha ida à academia no final da tarde; assim, evacuava no chão da sala-de-estar durante minha ausência como se dissesse: "Vai me deixar sozinha de novo, não é? Vou lhe dar uma lição!" Depois de ficar mais de dois meses sem defecar pela casa e ter conquistado acesso adequado para fora de casa para fazer suas necessidades durante o dia, qual seria a conclusão mais lógica?

DE **20** A **24** SEMANAS

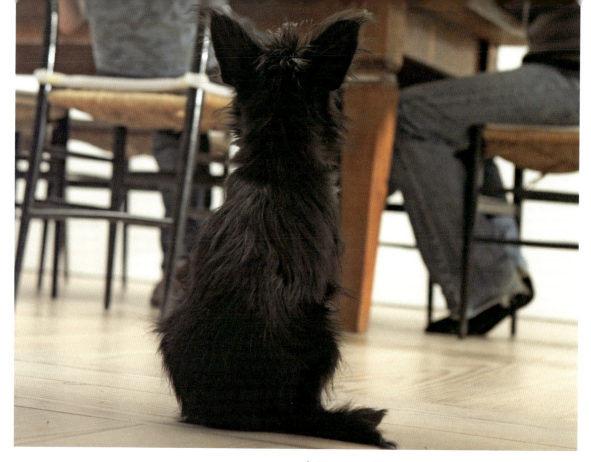

▲ Alimente seu filhote por último, para que ele possa perceber sua posição inferior na hierarquia.

O QUE VOCÊ DEVE FAZER
Lidando com os comportamentos sexuais
Conhecer os sinais de maturidade sexual ajudará você a lidar com esses sinais quando eles inevitavelmente aparecerem. Fique de olho no interesse de seu filhote pelo sexo oposto, já que isso pode levar à prenhez indesejada ou à agressão se esse interesse passar despercebido.

Disciplina do dia-a-dia
Como dono, continue a determinar seu status de líder do grupo, fazendo suas refeições em primeiro lugar e entrando nos cômodos da casa também em primeiro lugar, sem aceitar qualquer tipo de agressão. Consulte um especialista em comportamento animal caso sofra uma agressão por alimento para evitar que esse comportamento preocupante aflija tanto você como seu filhote na fase adulta.

Exercícios e adestramento
Comece a exercitar seu filhote cada vez mais à medida que ele se aproxima de seu desenvolvimento pleno. Tenha em mente, no entanto, que ele já pode ter atingido a estatura de adulto e ainda ter um longo caminho a percorrer nos eventos envolvidos no processo de maturidade. Considere retomar as aulas de adestramento ou avalie outras atividades e adestramentos especializados para manter seu filhote estimulado.

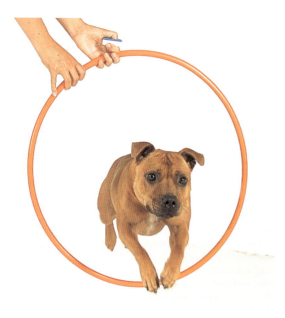

◀ O treinamento de agilidade é uma forma interessante de desafiar um filhote em fase de amadurecimento.

DIÁRIO DE BETTY
Evolução até certo ponto

Dia 106 A imposição de limites a seu filhote pode ser uma armadilha. A modificação dos esquemas de adestramento e as liberdades concedidas dependem das respostas variadas de seu filhote. Betty não era diferente durante essa fase, o que me dava muito orgulho, embora ocasionalmente ela necessitasse de desculpas.

Com a mudança da coloração da pelagem de Betty (de preto para uma cor parda irregular) e seu desenvolvimento físico quase completo, a maturidade mental ainda tinha certo caminho a percorrer. Bastante habilidosa e entendida em atividades básicas de treinamento e hábitos domésticos de toalete, Betty era um animal alegre e adorável por tudo o que se encontrava nela. Com muita socialização e habituação quando era mais jovem, ela se mostrava completamente à vontade ao andar de carro, na companhia de outros cães e com os vários moradores da região. Era comum ela obedecer quando chamada no parque, depois do uso constante de guias compridas e petiscos, mas não se mostrava totalmente confiável sem a coleira. Ela não conseguia resistir ao encontro de outros cães com seu jeito feliz e seguro de si, o que raramente induzia à hostilidade, e o encontro com crianças trouxe um novo significado para a palavra "empolgação".

Conforme mencionado antes, é difícil treinar amigos e familiares a serem bons adestradores, tendendo ao impossível com crianças. Considerando o ímpeto com que Betty investiria em seus "ídolos infantis", é compreensível que isso poderia resultar em susto. Uma criança saltitante e agitada é um grande entretenimento para um filhote esperto, e Betty não conseguia resistir a pular também — uma cena que presenciei no 106º dia. Felizmente, os pais da criança assustada eram admiradores de cães e ajudaram seu filho a gostar dos carinhos de Betty. Eu particularmente me senti muito mal, pois a criança ficou perturbada, ainda que Betty se mostrasse cordial e quisesse apenas saudá-la. Com o tempo, arrancamos um sorriso da criança. Depois, segurei Betty com firmeza para que ela pudesse delicadamente lamber a mão da criança. Após se despedir da família e voltar para casa, tomei uma decisão consciente para diminuir a exploração de Betty sem a guia e reforçar ainda mais sua obediência ao meu chamado.

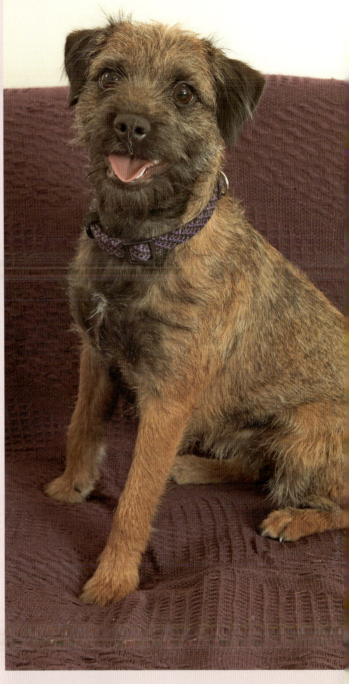

Lições aprendidas
Conheça seu filhote, avalie o ambiente de forma constante e modifique seus planos de adestramento se algum erro for cometido. Mas sempre esteja preparado se seu filhote ainda fizer alguma coisa errada.

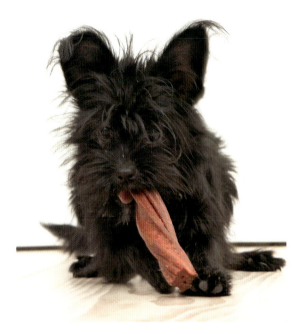

▲ Oferecer objetos mastigáveis maiores ao seu filhote será algo para ele se distrair e evitará infortúnios.

QUESTÕES PARA SE PENSAR
Culpado ou não?

Muitos especialistas em comportamento acreditam que a culpa é um sentimento experimentado apenas pelos primatas superiores, como os seres humanos. No entanto, os donos relatam com freqüência que seus cães agem como culpados quando cometem o impensável – por exemplo, já ouvi histórias de donos que se depararam com um cão aparentemente tímido e, minutos depois, encontraram tapetes mastigados ou lixo espalhado pela cozinha. A linguagem corporal canina é sutil e complexa, sendo utilizada para apaziguar um membro insatisfeito de posição superior no grupo. Isso também é observado se algo é encontrado fora do lugar depois de deixar o filhote sozinho em casa; nesse caso, seus níveis crescentes de frustração e tensão são facilmente detectados por sua companhia canina em sintonia. Os cães têm uma capacidade natural muito maior de leitura da linguagem corporal do que os humanos; dessa forma, eles podem tentar a reconciliação com gestos que, incorretamente, interpretamos como culpa.

Ciúmes, culpa, rancor e capacidade de ler a mente de seus donos são algumas das habilidades complexas comumente encontradas pelos admiradores de cães em seus amigos de quatro patas. Quais seriam os sentimentos que passam pela mente do meu Border Terrier? Julgue você mesmo...

LEMBRETES DE SAÚDE
Tratamentos preventivos

A última vermifugação mensal é oportuna e apropriada; depois disso, é recomendável a administração de vermífugos a cada 3 meses. A aplicação de antiparasitário para o controle de pulgas pode ser conveniente, dependendo do produto utilizado.

Check-ups e exames de rotina

As práticas de higiene (banho e tosa) e os check-ups do estado geral de saúde devem ser realizados em um esquema regular. Os dentes de cães adultos devem ser submetidos a exame quase completo de rotina para mantê-los limpos, utilizando escovação diária e artigos mastigáveis para garantir uma boa saúde dentária.

Brinquedos e objetos mastigáveis

Procure sempre novidades em brinquedos, pois eles estimularão seu filhote em fase de amadurecimento e ajudarão a mantê-lo longe de travessuras. Aumente o tamanho dos objetos mastigáveis e dos brinquedos para que o potencial de asfixia seja minimizado.

Castração

Como os hormônios do filhote estão a mil, você deve começar a cogitar a possibilidade de castração, que costuma ser realizada assim que ele tiver atingido a plena maturidade. Discuta os prós e os contras com o veterinário.

▼ Mantenha seu filhote estimulado à medida que ele cresce, oferecendo-lhe novos brinquedos e introduzindo-o em novos ambientes.

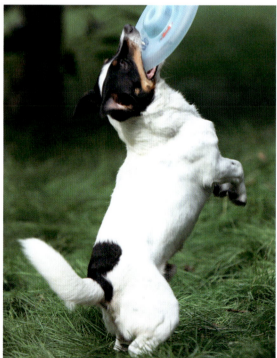

100 DE 20 A 24 SEMANAS

DE 20 A 24 SEMANAS: CHECK-LISTS DO DONO

O que seu filhote pode fazer
- [ ] Surpreender você com grande exuberância e força bruta
- [ ] Tornar-se cada vez mais destrutivo
- [ ] Revelar sinais de maturidade sexual
- [ ] Apresentar uma ânsia por conhecimento, brincadeira e adestramento

O que você deve fazer
- [ ] Lidar com os sinais de maturidade sexual
- [ ] Pagar aulas avançadas de adestramento
- [ ] Adestrar seu filhote mais fora de casa conforme a idade avança e à medida que ele se torna mais esperto
- [ ] Discutir as questões comportamentais com profissionais da área

Lembretes de saúde
- [ ] Ainda ocorre a perda dos dentes de leite conforme se observa a erupção dos dentes permanentes; a escovação deve ser levada a sério
- [ ] A vermifugação mensal volta a ser necessária, aliada aos tratamentos contra pulga, dependendo da preparação utilizada
- [ ] Prossiga regularmente com os cuidados de higiene (banho e tosa) e os check-ups de saúde
- [ ] Monitore seu filhote em busca de alterações associadas à maturidade sexual e cogite a possibilidade de castração

---

Para mais informações sobre...

Agressão e mordida, consultar p. 113
Especialistas em comportamento animal, consultar p. 117
Exercícios básicos de adestramento, consultar p. 68
Grupos raciais, consultar p. 14
Mastigação, consultar a página 124
Comunicação canina, consultar p. 49
Problemas otológicos, consultar p. 138
Controle de pulgas, consultar p. 42
Cuidados de higiene (banho e tosa), consultar p. 60
Evacuação domiciliar indevida, consultar p. 127
Julgamento da maturidade, consultar p. 106
Castração, consultar p. 110
Higiene bucal, consultar p. 60
Inquietação excessiva, consultar p. 118
Aulas de adestramento de filhotes, consultar p. 82
Treinamento das pessoas, consultar p. 78
Vermifugação, consultar p. 40

Dos 6 meses em diante

O aspirante a adulto

Tendo amadurecido sob seus cuidados, seu filhote continuará a se desenvolver tanto física como emocionalmente durante os próximos meses. Uma dose extra de adestramento, atenção, brincadeiras e exercícios irá fazer esse relacionamento durar a vida toda.

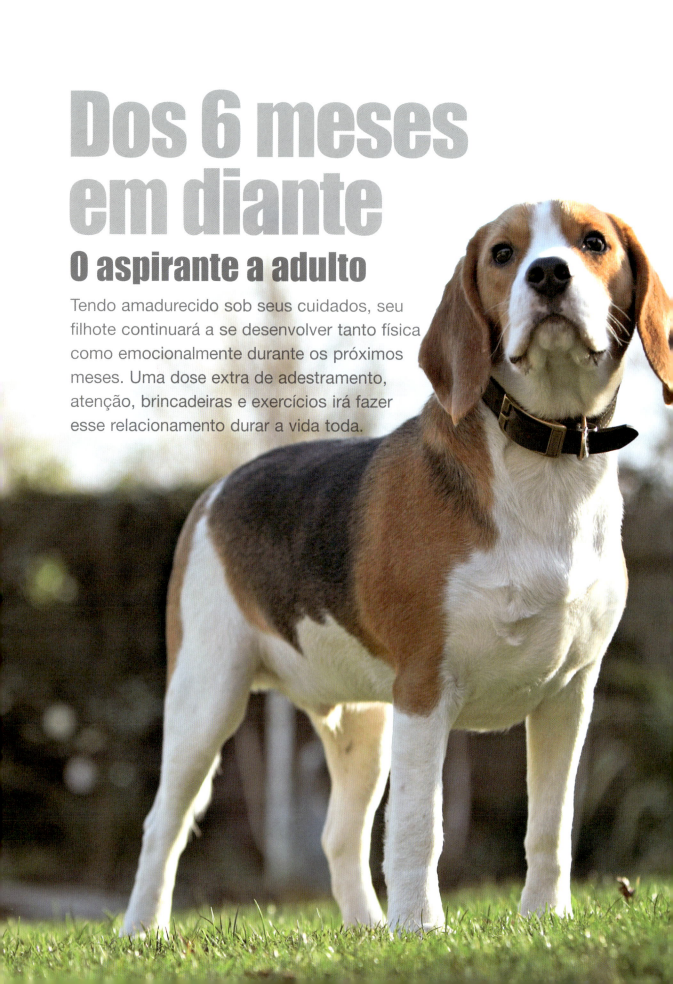

O QUE ESPERAR

Porte e peso
As raças de porte menor terão atingido a altura e o peso plenos, enquanto os cães de raças maiores continuam crescendo até por volta de 18 meses a 2 anos de idade. A velocidade de ganho de peso para os filhotes de raças maiores finalmente diminui a partir dos ganhos maciços dos últimos meses; nas raças de porte menor, essa velocidade sofre uma redução acentuada em torno dos 4 meses de vida.

Desenvolvimento comportamental e social
O comportamento de seu filhote irá variar enormemente, dependendo da raça e do grau de adestramento, socialização e hábitos, e o aprendizado dessas lições continua na fase adulta. A maturidade sexual trará outros desafios comportamentais. Ao fazerem uso de uma liderança firme e confiante aliada com gentileza, paciência e compreensão, os donos podem ajudar a aliviar e superar essas questões usualmente transitórias.

COMPORTAMENTO DO FILHOTE

Direcionamento da energia
Se seu filhote for teimoso ou rebelde, entusiasmado ou extremamente inquieto, você deve canalizar a energia dele de forma a enxergá-lo com outros olhos. Comece a se aventurar mais profundamente no mundo de experiências e desafios que podem ser compartilhados com seu cão, aumentando de maneira gradativa o grau de dificuldade do adestramento. Além disso, amplie as atividades externas em nível social, permitindo interações com muitos outros cães e seres humanos que não representem uma ameaça ao filhote.

Maturidade sexual
Os comportamentos sexuais começarão a vir à tona nesse estágio de desenvolvimento, mas podem ser tratados com paciência, vigilância ou castração. As oscilações hormonais podem induzir a algum comportamento errático, havendo certos animais que desafiam os humanos na tentativa de afirmar ainda mais sua dominância.

Volta do medo
As tendências medrosas podem ser novamente exibidas nessa fase adolescente, sobretudo nos machos. A frustração e a impaciência do dono com esse retraimento súbito são compreensíveis, mas

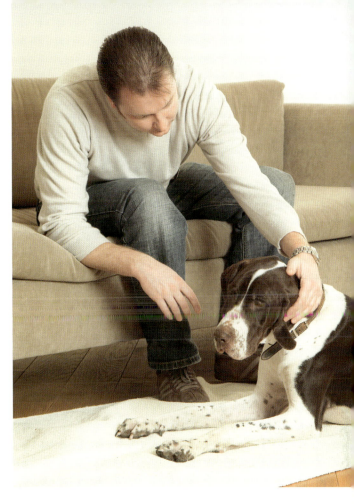

▲ Tenha paciência com seu filhote de 6 meses de vida. Apesar de estar perto do porte de um adulto, ainda há muito para ele aprender.

consolar o filhote e assim ratificar esse medo é uma reação pouco proveitosa e um erro comum. Além disso, pode haver uma manifestação de agressão ao medo; e a proteção tanto do dono como dos seus pertences pode ser uma nova preocupação que se inicia.

Desafios pela frente
Tenha em mente que seu cão pode até estar atingindo o porte de adulto, mas ainda há muito para aprender e conhecer antes que ele alcance a maturidade emocional. Seja realista com suas expectativas, sabendo que uma superestimativa insensata do nível de maturidade e experiência do filhote pode levar a traumas emocionais que podem jamais cicatrizar. Com a arcada dentária permanente completa, pode ser frustrante notar um retorno da mastigação – uma fase de exploração territorial que tende a passar rapidamente.

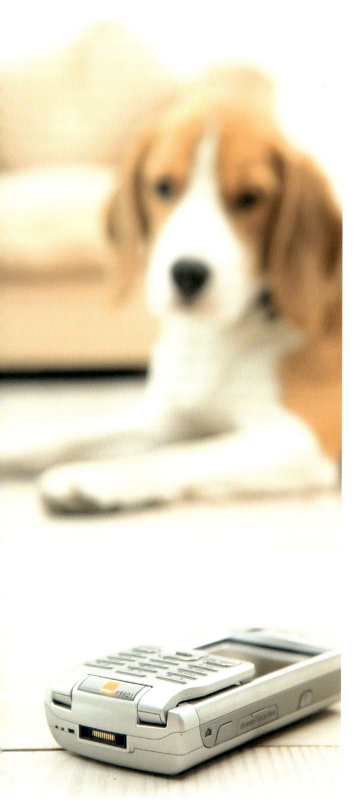

O QUE SEU FILHOTE PODE FAZER

Alterações físicas

Se seu filhote pertence a uma raça de pequeno porte, ele pode atingir nessa fase a altura plena, embora continue a ganhar peso até 1 ano de idade. Um filhote de raça de porte maior, no entanto, é provável que continue a crescer em altura e peso até os 2 anos de idade. Os pêlos também podem sofrer mudanças, ocorrendo a substituição lenta da pelagem macia e fina de filhote por uma cobertura pilosa de adulto, em geral mais grossa.

No caso de uma aquisição irrefletida ou desafortunada de um filhote, seu cão em crescimento pode começar a exibir sinais de doenças clínicas congênitas (de nascimento) à medida que ele atinge o porte de adulto.

Mudanças comportamentais

Seu cão de 6 meses de vida pode voltar a ficar com medo ou assustado diante de objetos e pessoas familiares. Embora isso possa ocorrer nessa idade, a maior parte deles terá uma vida feliz e agradável de modo geral. Com a maturidade sexual, ele pode tentar mudar os postos de dominância em seu grupo, o que precisa ser rapidamente suprimido. Ao demonstrar novos traços territoriais ou protetores em torno do lar e da família, seu filhote pode exibir aversão ou manifestar comportamentos agressivos contra outros cães do mesmo sexo.

O QUE VOCÊ DEVE FAZER

Exercícios e adestramento

Concentre-se no aumento da complexidade do adestramento e na exposição a novos ambientes, administrados por você para evitar situações que despertam medo. Olhe para trás e avalie a evolução de seu cão, acostumando-se a não confrontá-lo ou confortá-lo quando ele estiver nervoso ou com medo. Em outras palavras, lembre-se de que você é o dono de um filhote grande, mas não de um cão completamente desenvolvido; assim, para conquistar a confiança do filhote, teste novas formas de interação se ele for nervoso por natureza.

Lidando com os comportamentos sexuais

Lembre-se de que a maturidade sexual traz mudanças comportamentais mediadas por efeitos hormonais em seu filhote com idade mais avançada, particularmente

◀ Ele pode ser adulto, mas não facilite – guarde tudo o que você não quer que seja mastigado.

perto de outros cães. Faça o possível para avaliar os outros cães a uma certa distância antes de permitir a interação. Se houver preocupações a respeito do desenvolvimento da sexualidade, discuta-as com o veterinário e pense na possibilidade de castração.

Disciplina do dia-a-dia
Continue a ser um líder enérgico e confiante sem negligenciar os códigos estabelecidos de comportamento. Interrompa qualquer brincadeira agressiva que possa estimular ainda mais seu cão em processo de amadurecimento a desafiar você e a afirmar sua dominância. Por fim, parabenize-se por ter transformado seu filhote em um cão saudável e aguarde uma vida gratificante e feliz juntos.

Quando castrar
É recomendável deixar que os cães atinjam a maturidade física completa antes da castração, o que é estimado de forma mais eficiente por meio do desenvolvimento sexual. Também é aconselhável castrar as cadelas após o primeiro cio, aguardando no mínimo um mês após os sinais de sangramento antes de submetê-las ao procedimento. Isso permite a redução tanto do volume como da capacidade de transporte de oxigênio dos órgãos reprodutivos, tornando o procedimento mais seguro e com menos complicações. A idade mínima padrão para castrar os cães é de 6 a 9 meses.

CRENÇAS ANTIGAS
Uma cadela deve ter uma ninhada de filhotes antes de ser castrada para atingir seu pleno desenvolvimento.

Não, esse não é o caso. Se todo dono de cadela pensasse assim, o mundo estaria abarrotado de filhotes indesejados! A castração ajuda não só a manter as gestações não-planejadas em um nível bem baixo, mas também diminui as chances de seu cão ter tumores mamários no futuro. As infecções uterinas e o câncer ovariano deixam de ser uma preocupação quando sua cadela é castrada; ademais, ela também deixará de passar por altos e baixos comportamentais associados com o cio. Se sua cadela não tiver filhotes, ela será como se os tivesse gerado, sem os riscos potenciais à saúde.

▼ Continue expondo seu filhote a diferentes lugares e sons, levando-o a muitos passeios interessantes.

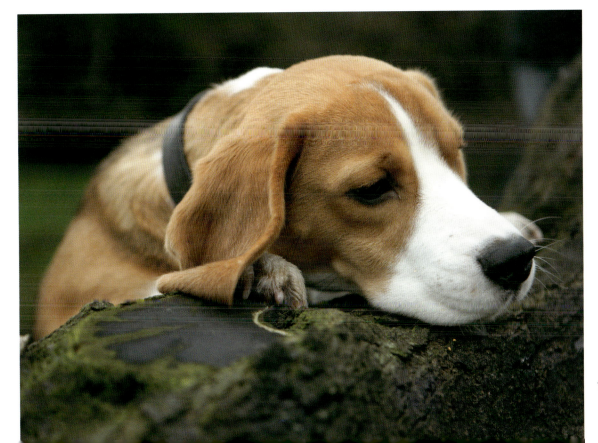

JULGAMENTO DA MATURIDADE

Diferenças entre as raças

Cada raça amadurece de forma diferente, com a média dos cães atingindo a altura de adulto em torno dos 9 meses de vida. O peso é determinado por fatores como raça, dieta e exercício, sendo que um cão saudável de porte grande continua a ganhar massa muscular até por volta dos 18 meses de vida. A adolescência costuma ser estimada pela maturidade sexual, que se manifesta em cada sexo de modo distinto. Nas fêmeas, a maturidade corresponde ao desenvolvimento físico do estro (cio), ou seja, quando elas entram na estação reprodutiva. Os machos sofrem mais mudanças em termos comportamentais; neles, é comum observar marcação territorial pelo odor e agressão contra outros cães machos.

Características sexuais da fêmea

- Intumescimento (inchaço) da vulva
- Corrimento sanguinolento por 5-7 dias
- Oscilações de humor, desde extremamente carinhoso até inseguro, agressivo ou deprimido
- Mania de esconder brinquedos
- Afastamento aparente do grupo ou da família
- Aumento ou diminuição do apetite
- Desenvolvimento de pica (apetite pervertido para alimentos bizarros, como pedras, terra, etc.)

Características sexuais do macho

- Levanta a perna para urinar, marcando com odor inúmeras árvores e objetos verticais na vizinhança e ocasionalmente na própria casa
- Desafia e/ou provoca os donos
- Tem aversão ou briga com outros cães machos
- Mostra-se extremamente excitável e irritável
- Revela atração por cadelas
- Imita atos sexuais com mobília, brinquedos de pelúcia ou pernas de adultos
- Exibe estimulação sexual
- Geralmente se apresenta rebelde e indisciplinado
- Tem comportamento errante
- Não se mostra atento quando vai à rua
- Demonstra falta de apetite

▼ Assim são os "meninos" – a maturidade sexual pode tornar seu cão macho um animal difícil de lidar quando ele vai à rua.

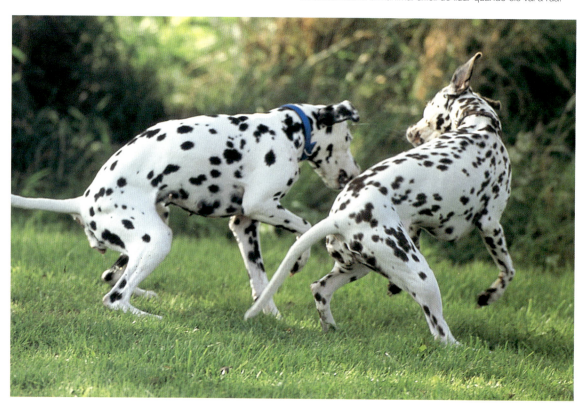

OS GRUPOS RACIAIS AOS 6 MESES DE VIDA

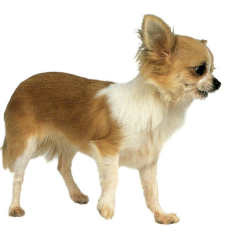

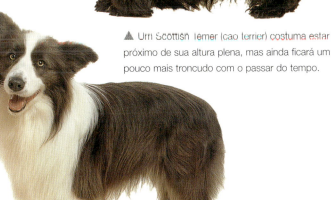

▲ Um Scottish Terrier (cão terrier) costuma estar próximo de sua altura plena, mas ainda ficará um pouco mais troncudo com o passar do tempo.

▲ Um Chihuahua (cão toy) já está totalmente desenvolvido aos 6 meses de vida e costuma estar com seu peso completo ou quase completo.

▶ Aos 6 meses, um Border Collie (cão de pastoreio) ainda crescerá um pouco mais, atingindo sua altura completa dentro de alguns meses.

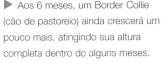

▼ Um São Bernardo (cão de trabalho) pode continuar a crescer em altura e peso dos 18 aos 24 meses de vida.

▼ Um Akita (cão de utilidade) continuará a crescer em altura até por volta dos 12 meses de vida e atingirá seu peso completo até os 18 meses.

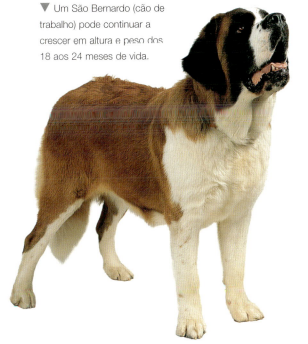

DOS 6 MESES EM DIANTE

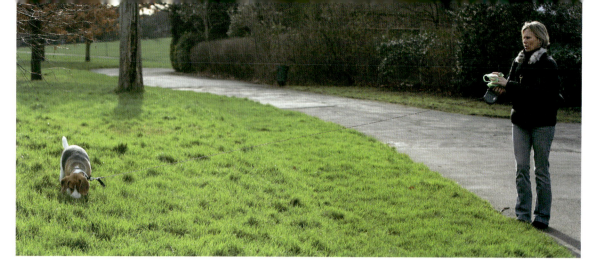

LEMBRETES DE SAÚDE
Tratamentos preventivos
Agora, a vermifugação é feita a cada 3 meses. O tratamento contra pulgas pode ser aplicado de forma constante ou durante os meses mais quentes em cães não-alérgicos. Outros tratamentos antiparasitários podem ser necessários, dependendo do local onde você mora. Familiarize-se com os parasitas existentes em sua região e adquira medicamentos preventivos para combatê-los.

▼ Examine seu cão de perto ao acariciá-lo a fim de detectar qualquer problema desde o início.

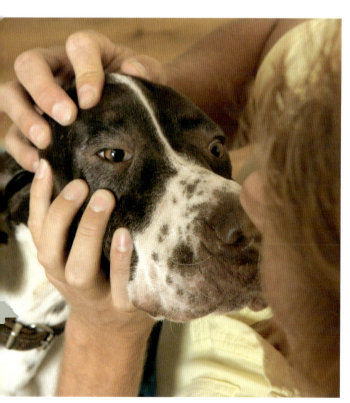

▲ Pergunte ao veterinário sobre tratamentos que combaterão qualquer parasita possivelmente adquirido no parque.

Check-ups e exames de rotina
Planeje visitas anuais ao veterinário para a realização de check-ups do estado geral de saúde, momento em que, em geral, são aplicadas doses únicas de reforço das vacinações-padrão administradas nas fases iniciais de vida do filhote.

Faça exames de rotina em seu cão ao acariciá-lo, para que qualquer alteração do estado geral ou preocupação quanto à saúde possa ser tratada com rapidez. Inteire-se dos possíveis sinais exibidos por um cão doente (ver p. 137), para que seu cão receba os cuidados veterinários o quanto antes e quando ele mais precisar.

Para lidar com o aumento na perda de pêlo, pode ser necessário que os cuidados de higiene (banho e tosa) sejam mais regulares durante a troca da pelagem. Você deve continuar mantendo a higiene dentária como uma prioridade, fazendo a escovação diária ou oferecendo objetos mastigáveis.

Alimentação
Reavalie as necessidades nutricionais de seu cão durante a consulta com o veterinário, aventando a possibilidade de trocar a ração de filhote para a de adulto.

Castração
A castração costuma ser recomendada somente a partir do momento em que seu cão já está plenamente desenvolvido em termos de altura e peso (ver p. 110).

Primeiros-socorros
Encontre tempo para se familiarizar com as técnicas de primeiros-socorros aplicadas em cães, para que você possa auxiliá-lo em casos de ferimentos ou outras situações de emergência – quando o bem-estar de seu animal se encontra sob ameaça (ver p. 143).

DIÁRIO DE BETTY
De filhote para adulto

Dia 135 a 138 Com os sinais indicativos de vulva inchada e comportamento recluso, Betty tornou-se um cão adulto por entrar no cio. Ligeiramente apática por um ou dois dias, ela exibia uma quantidade muito pequena de corrimento sanguinolento e escondia os brinquedos embaixo do sofá. Para minha frustração, ela começou de repente a urinar pela casa novamente. O exame feito pelo veterinário logo revelou uma infecção urinária que necessitava de tratamento. Após alguns dias, o pior do (ainda mínimo) sangramento havia desaparecido e os acidentes do toalete pela casa também melhoraram com a administração de antibióticos.

Em relação ao comportamento, Betty parou subitamente de cometer as travessuras ocasionais de filhote e passou a ter uma postura mais madura e "elegante", obedecendo às regras domésticas e seguindo os comandos recebidos fora de casa com maior compreensão e convicção. Além disso, ela conquistou uma soberania maior nas atividades realizadas dentro de casa como forma de recompensa por sua recém-descoberta apreciação por viver em um mundo humano, o que envolvia pedir para sair à rua para fazer as necessidades, comer bem em horários proporcionalmente distribuídos e abdicar do gosto por mastigar os controles-remotos – os quais eram todos entusiasticamente bem-vindos.

Lições aprendidas

As mudanças comportamentais em seu filhote em processo de amadurecimento podem ser sutis e indicar o início da fase adulta ou doença, ou ambas! Continue a desafiar seu filhote em desenvolvimento, concedendo maior liberdade dentro de casa e aumentando a socialização e a experiência fora dela. Perceba quanta paciência foi necessária para fazer seu filhote chegar até esse estágio e anime-se por um trabalho bem feito.

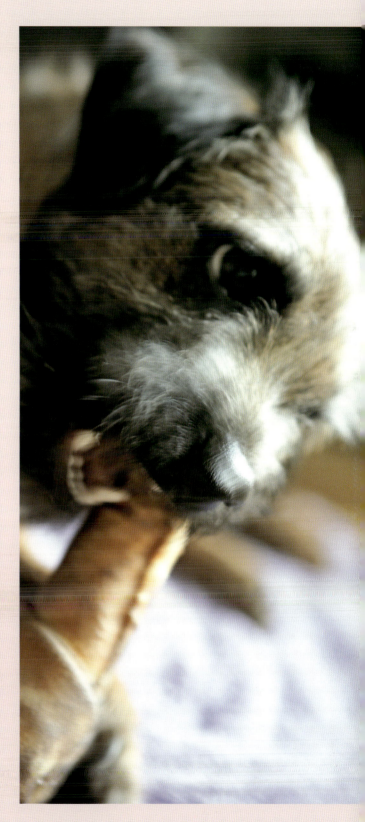

CASTRAÇÃO

O que esse procedimento envolve
A castração consiste na remoção cirúrgica dos órgãos envolvidos na reprodução – os testículos dos machos ou os ovários e o útero das fêmeas. Essa cirurgia é o procedimento mais comum realizado por veterinários em cães de estimação – ou seja, é uma cirurgia de rotina efetuada sob anestesia geral.

Os prós e os contras
Do ponto de vista histórico, a castração era usada para reduzir a prenhez indesejada em fêmeas e controlar os comportamentos de agressão ou domínio em machos. Muitos estudos recentes têm comprovado uma vantagem indiscutível em castrar os cães de ambos os sexos ainda jovens, havendo uma redução na incidência do desenvolvimento futuro de tumor maligno. Alguns donos do sexo masculino sentem que castrar um cão macho é como tirar sua força vital, por passarem a vida inteira frustrados sexualmente, em celibato forçado. As cadelas são propensas a infecções uterinas (piometra) futuras, que são evitadas com a remoção do útero se castradas quando jovens.

Muitos donos desejam ter uma ninhada de filhotes antes de submeter sua cadela à castração, entretanto não estão totalmente cientes das possíveis complicações, como a morte dos filhotes, o nascimento de filhotes mortos, a morte da mãe, a ocorrência de infecções uterinas pós-parto ou a deficiência do instinto maternal, exigindo a alimentação complementar do filhote a cada 3 a 4 horas pelo dono. Os filhotes podem ser um divertimento real quando estão saudáveis e são bem cuidados por suas mães; no entanto, esteja ciente de que seus filhotes podem ser vendidos à custa de outros animais que precisam desesperadamente de um lar.

Seu cão tende a ganhar peso após a castração, mas o monitoramento rigoroso da atividade física e da nutrição pode evitar esse efeito colateral em potencial. Eu, por exemplo, recomendo a castração a todos os animais que não serão usados para reprodução e àqueles que sofrem de doença congênita ou exibem problemas comportamentais relacionados a hormônios. Todos os meus animais de estimação foram castrados, sem complicações. Há fortes argumentos e aspectos emocionais a favor e contra a castração, prevalecendo as escolhas pessoais, mas tenha sempre em mente a individualidade de seu cão. Essa decisão deve ser tomada somente após a consulta com o veterinário.

Prós da castração de machos
- Diminui as tendências agressivas
- Diminui o comportamento "enlouquecido" perto de uma cadela no cio
- Controla a hipersexualidade
- Reduz a prevalência de doença prostática e câncer
- Elimina o risco de câncer de testículo
- Ajuda a solucionar o comportamento indesejado de "monta"
- Torna o cão mais calmo e mais obediente

Prós da castração de fêmeas
- Evita filhotes indesejados
- Diminui o risco de tumores mamários
- Diminui o risco de doenças sexualmente transmissíveis
- Elimina o risco de câncer ovariano e infecções uterinas (piometra)
- Elimina cios/sangramento
- Evita mudanças de humor que tendem a ocorrer com as oscilações hormonais

Contras da castração
- O animal torna-se incapaz de cuidar de filhotes
- Pode perder o instinto necessário para a caça
- Há o risco advindo da anestesia geral e de complicações pós-operatórias
- Risco de ganho de peso
- Algumas fêmeas podem desenvolver incontinência urinária relacionada à falta de hormônios
- As mudanças comportamentais podem não se adequar a certas profissões caninas, como cães de guarda

DOS 6 MESES EM DIANTE: CHECK-LISTS DO DONO

O que seu filhote pode fazer
- [ ] Atingir a altura plena, continuando a ganhar peso até 2 anos de idade
- [ ] Demonstrar sinais de maturidade e comportamento sexuais
- [ ] Voltar a ter medo ou ficar assustado diante de objetos e pessoas familiares
- [ ] Tornar-se cada vez mais dominante, territorial ou protetor
- [ ] Ter aversão ou exibir visível agressão contra outros cães do mesmo sexo

O que você deve fazer
- [ ] Aumentar o adestramento e a exposição a novos ambientes, além de evitar as situações que despertam o medo
- [ ] Continuar a ser um líder enérgico e confiante, sem negligenciar os códigos estabelecidos de comportamento
- [ ] Verificar outras formas de interação com seu filhote para conquistar a confiança dele
- [ ] Parabenizar-se pela criação de seu filhote e curtir uma vida prazerosa junto com ele

Lembretes de saúde
- [ ] Vermifugue seu cão a cada 3 meses e aplique medicamentos antiparasitários, conforme a recomendação do veterinário
- [ ] Pondere o procedimento de castração
- [ ] Reavalie a dieta de seu cão
- [ ] Planeje a visita de seu cão ao veterinário pelo menos uma vez ao ano para um check-up do estado geral de saúde
- [ ] Proporcione os cuidados de higiene (banho e tosa) e examine seu cão regularmente para descobrir qualquer sinal precoce de doença; além disso, mantenha a higiene dentária com escovação e objetos mastigáveis
- [ ] Familiarize-se com as técnicas de primeiros-socorros aplicadas nos cães, bem como com os sinais de doença nos animais dessa espécie

---

Para mais informações sobre...

Agressão e mordida, consultar p. 113
Exercícios básicos de adestramento, consultar p. 68
Doenças comuns em filhotes, consultar p. 138
Mastigação, consultar p. 124
Controle de pulgas, consultar p. 42
Cuidados de higiene, consultar p. 60
Acasalamento, consultar p. 121
Primeiros-socorros para o filhote, consultar p. 143
Aulas de adestramento de filhotes, consultar p. 82
Nervosismo e medo, consultar p. 130
Socialização e habituação, consultar p. 55
Controle de carrapatos, piolhos e ácaros, consultar p. 42
Vacinações, consultar p.39
Vermifugação, consultar p. 40

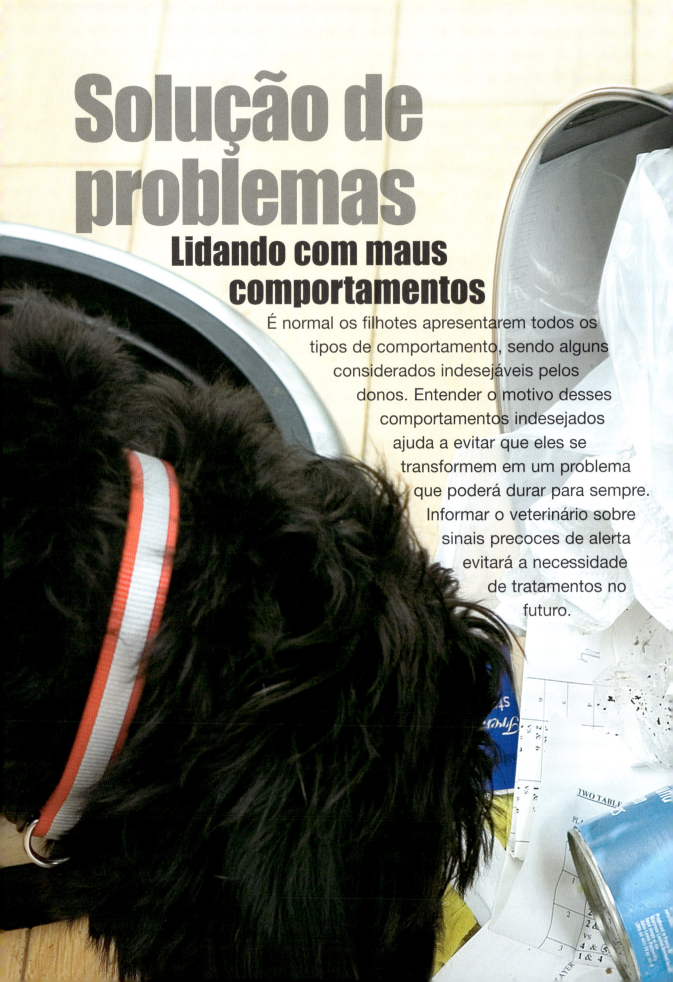

Solução de problemas
Lidando com maus comportamentos

É normal os filhotes apresentarem todos os tipos de comportamento, sendo alguns considerados indesejáveis pelos donos. Entender o motivo desses comportamentos indesejados ajuda a evitar que eles se transformem em um problema que poderá durar para sempre. Informar o veterinário sobre sinais precoces de alerta evitará a necessidade de tratamentos no futuro.

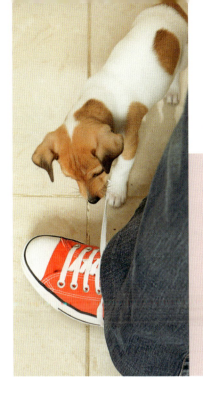

Agressão e mordida

É de se esperar que um filhote jovem e confiante exiba um comportamento brincalhão **falsamente agressivo** associado com **mordidas**. Entretanto, é muito raro que o filhote morda o dono de verdade. Todavia, a mordida ou a agressão em cães adultos pode trazer **sérias conseqüências** tanto para o dono como para o cachorro. Por essa razão, é preciso tratar esse tipo de comportamento rapidamente por meio de **adestramento** e **socialização**.

CAUSAS

Brincadeira

Morder os companheiros de ninhada é a única brincadeira que o seu filhote conhece antes de chegar a sua casa. Ao interagir com você, ele pode persistir no comportamento de "abocanhar" de leve suas mãos ou pés, da mesma forma que fazia com os irmãos dele para dar início a alguma brincadeira. Esse comportamento é particularmente indesejável na presença de crianças ou idosos, que têm a pele mais delicada, sobretudo ao considerar os dentes afiados de um filhote. Se a continuidade desse comportamento for permitida, esse tipo de mordida pode levar à lesão e ocasionalmente ao desenvolvimento de tendências agressivas em casos extremos. O ato de perseguir os pés ou as roupas conforme o dono caminha é divertido para o filhote, mas pode estimulá-lo a morder por brincadeira. Esse comportamento inapropriado também deve ser rapidamente repreendido para evitar lesões ou danos.

Medo

A sensação de medo é o motivo mais comum que leva um filhote a morder estranhos. Mas é raro um filhote morder incitado pelo medo quando jovem, preferindo se esconder atrás do dono ou fugir rapidamente de uma situação amedrontadora. Entretanto, conforme ele cresce e adquire mais confiança, ele pode começar a usar a mordida para se defender de situações das quais ele não consegue escapar. Assim que o filhote começar a morder, ele terá consciência do quão eficiente a mordida pode ser para livrá-lo de uma experiência desagradável; com isso, é provável que ele comece a utilizar a mordida como a primeira forma de defesa diante de outros cães e pessoas estranhas.

Agressão relacionada a domínio/status

Alguns filhotes disputarão a liderança do grupo, mordendo seus donos ou membros da família durante brincadeiras ou confrontos na tentativa de comandar a situação. Um filhote naturalmente mais confiante recorrerá com maior rapidez à agressão aos outros caso se sinta ameaçado, ao contrário de um animal tímido. Para evitar problemas de agressão conforme o cão cresce, é importante notar que seu filhote é um animal mais dominante logo no início da vida e responder de acordo com a situação.

Falha de comunicação

Os cães têm muitos meios de demonstrar raiva ou medo sem recorrer à mordida. As vocalizações – como latir ou rosnar, – e a linguagem corporal – como orelhas para trás, dentes à mostra e pêlos eretos – são usados por eles para evitar conflito. Muitos donos novatos não são bem entendidos quanto à linguagem corporal canina, e um filhote inexperiente pode não estar suficientemente familiarizado com a linguagem corporal exibida por outros cães; dessa forma, a ocorrência de qualquer agressão física real pode ser freqüentemente atribuída a falha de comunicação.

SOLUÇÃO DE PROBLEMAS

Agressão relacionada ao alimento

Alguns filhotes sentirão a necessidade de proteger seu alimento e isso pode se tornar um problema grave, em especial quando há crianças na casa. Esse tipo de agressão costuma ser mais observado em filhotes que sofreram pela falta de alimento no passado. Esse comportamento pode ser considerado um retorno ao estado selvagem, quando os animais precisavam proteger o alimento adquirido de outros do grupo.

PREVENÇÃO

Previsibilidade

Aprender os conceitos básicos da linguagem corporal canina (ver p. 50), ou seja, como ser capaz de "ler" com eficiência os sinais utilizados por seu filhote para transmitir seus sentimentos, evitará que tendências agressivas se tornem um padrão. Em uma idade precoce, seu filhote apenas morderá por brincadeira, por isso sempre tenha brinquedos à disposição para que substituam suas mãos.

Se seu filhote for um mordedor sagaz de barras de saias, calças compridas ou pés conforme eles passam, mantenha-o preso dentro de um cercadinho em uma área de grande movimentação da casa, para que se acostume com esses itens sem poder reagir. Quando seu filhote começar a sair de casa, ele poderá ter medo de outros cães e pessoas. Jamais force uma interação ou um encontro que possa estimular o medo, procure proteger seu filhote de situações amedrontadoras para evitar agressão.

Socialização e habituação

Certificar-se de que seu filhote apresenta ótima interação social com outras pessoas e cães (após o esquema completo de vacinação) e expô-lo a lugares e objetos que possam ser assustadores de uma forma tranquila e relaxada, são a melhor técnica para evitar a agressão relacionada ao medo (ver p. 55). Tenha cuidado para impedir o reforço do medo, confortando seu filhote e permitindo que ele dê pouca importância aos medos iniciais antes de ganhar confiança.

Evite a força

É importante ter em mente que tratar a agressão com agressão simplesmente não funciona. Na verdade, o uso de grito ou força agravará ainda mais a situação ou levará seu filhote a empregar a agressão de forma mais rápida ainda na próxima oportunidade. Lembre-se de que o medo é a raiz de grande parte dos comportamentos agressivos em seu filhote; por essa razão, o dono deve tentar evitar a punição física a todo custo e buscar uma solução ponderada. Qualquer punição verbal aplicada pelo dono deve ser alta o suficiente para interromper a má conduta, mas sem induzir ao medo.

Adestramento

Um cão bem adestrado é um animal equilibrado, que responde a todo comando de seu dono (ver p. 68). Uma vez identificada uma situação potencialmente perigosa, o dono será capaz de livrar seu filhote do perigo antes que qualquer agressão se manifeste.

SOLUÇÃO

Diversão com brinquedos

Ao utilizar substitutos apropriados para os braços e as roupas do dono, o filhote acabará aprendendo o que ele pode ou não morder. Misture os brinquedos para estimular a diversão ou use os que fazem barulho para manter o interesse do filhote sobre esses objetos e não sobre suas mãos. Tenha paciência, pois a mordida é uma lição que precisa ser desaprendida após o contato de seu filhote com os irmãos. Em princípio, o uso de brinquedos parece bem menos divertido para o filhote do que as brincadeiras rudes feitas com o dono.

Diga que o filhote está machucando

Se as mordidas forem constantes durante as brincadeiras, o dono deverá expressar sua dor com um "ai", ao mesmo tempo em que se levanta e o ignora. Isso interromperá a mordida por alguns instantes, ensinando ao filhote que a agressão contra o dono resultará no fim da brincadeira. Se o filhote se inclinar para o dono com a boca aberta durante a brincadeira, será preciso dizer "não" com um tom de voz baixo; se ele parar de morder, recompense-o fazendo carinho. Mesmo se a mordida for acidental, é recomendável interromper a brincadeira para que o filhote aprenda rapidamente que o uso dos dentes não é permitido.

Pausa

Manter uma coleira em seu filhote e uma guia no bolso dentro de casa é um método conveniente de separar o animal de crianças agitadas ou levá-lo para outro ambiente como uma forma de punição sem confronto

▶ Brincando com os brinquedos e não com suas mãos, para ensinar o que ele pode ou não morder.

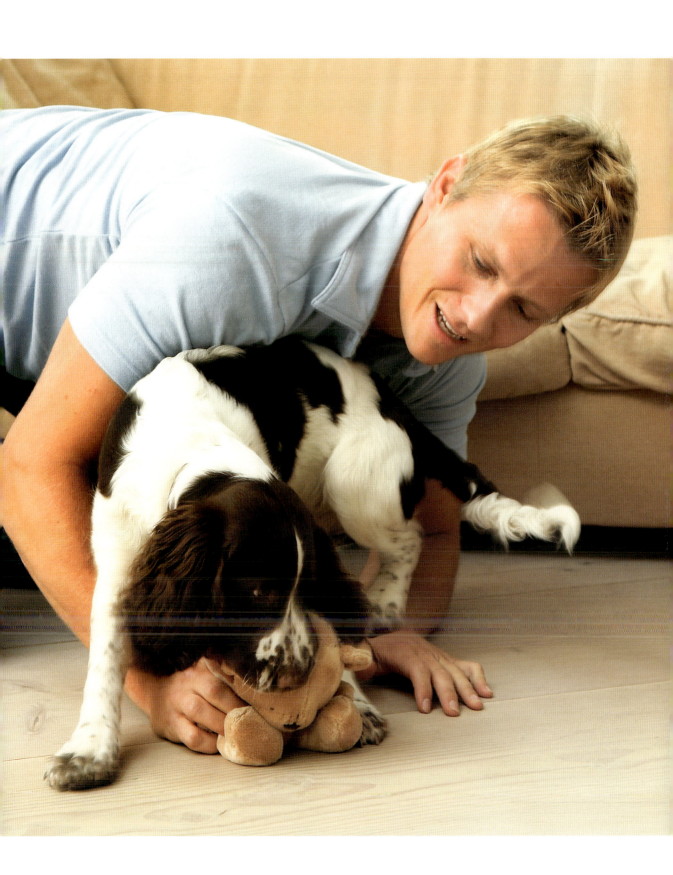

SOLUÇÃO DE PROBLEMAS 115

direto. Se uma sessão de brincadeiras resultar no dono sendo mordido, será preciso dizer "não" e depois levar o filhote para outro lugar da casa para acalmar a situação por alguns minutos – o filhote deverá, então, fazer a conexão entre a mordida/agressão e a separação do grupo. As crianças que brincam de forma inapropriada com o filhote podem provocar a continuidade desse comportamento potencialmente perigoso. Por essa razão, ensine às crianças o modo correto de brincar com o filhote, fazendo uso de brinquedos para manter as sessões de atividade positivas e seguras (ver p. 25).

Recompense o comportamento positivo
Adestre seu filhote a superar os medos, recompensando-o pelos comportamentos calmos. Quando um estímulo previamente intimidador (como um outro cão ou um

▼ Se a inquietação excessiva induzir a mordidas, faça uma pausa para ensinar ao filhote que a agressão é inadmissível.

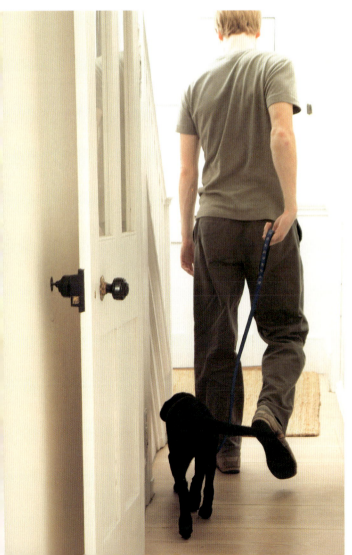

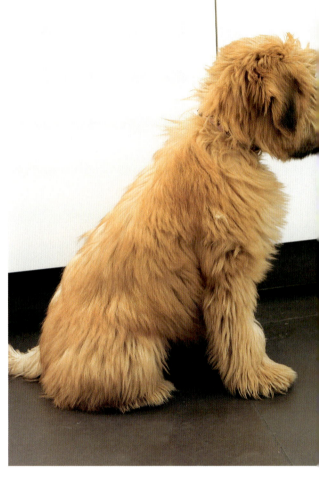

▲ O comportamento de proteção do alimento pode ser superado, adestrando seu filhote a deixar o dono erguer a tigela de comida no meio da refeição.

estranho) estiver a uma distância segura a ponto de evitar a indução de uma resposta de medo, recompense o estado de tranqüilidade do filhote, iniciando uma brincadeira ou fornecendo um petisco. Repita o processo com paciência e cautela, aproximando seu filhote do estímulo ou vice-versa, enquanto a postura dele permanecer calma, sem induzir a qualquer tipo de agressão.

Gestos simbólicos
A implementação de algumas mudanças básicas na rotina, como alimentar seu cão por último e não permitir que ele passe na sua frente pelas portas da casa, é um meio eficaz de ensinar seu filhote sobre a posição de inferioridade dele no grupo. A posição do filhote deve ficar abaixo do dono e da família na hierarquia social –

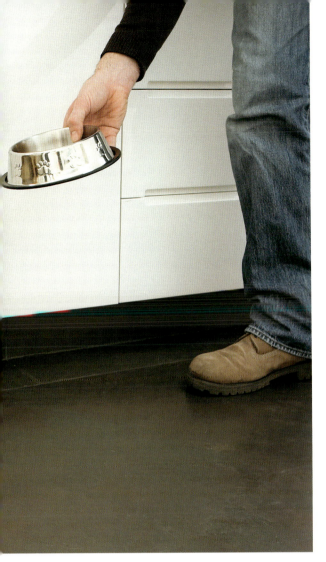

é muito menos provável que um animal subordinado morda um mais dominante. Envolva todos os membros da família na hora da refeição e do adestramento para que o filhote tenha consciência de que ele precisa tomar certas atitudes para todos serem recompensados.

Ofereça e tome de volta

Um filhote que protege o comedouro do dono acredita que seu alimento será roubado. Primeiramente, eduque todos os membros da família a jamais "roubar" a comida ou os petiscos de seu filhote se ele rosnar quando os familiares se aproximarem. Ensine-os também a não gritar com o filhote, evitando o agravamento de qualquer agressão. Adestre seu filhote a aceitar a aproximação do dono ao comedouro, trazendo algo até mesmo mais saboroso. Assim que o filhote já estiver permitindo sua aproximação, comece a erguer a tigela no meio da refeição, adicionando alguns petiscos antes de recolocá-la no lugar. Caso ele tenha se defendido de algo potencialmente perigoso, deve-se aplicar uma quantidade mínima de força para remover o item ofensor; além disso, o dono deve oferecer uma alternativa mais atrativa para finalizar a situação com "chave de ouro" e de forma positiva.

Especialistas em comportamento animal

Os especialistas em comportamento animal são profissionais envolvidos na pesquisa da causa, da função, do desenvolvimento e da evolução do comportamento, relacionando esse conhecimento ao tratamento de problemas comportamentais em animais de estimação e animais silvestres. Como as questões comportamentais nos animais de companhia são muito complexas, esse tipo de especialista e consultor qualificado é recomendado pelos veterinários para ajudar os donos com nervos à flor da pele a lidar com os problemas comportamentais de seus animais de estimação.

A consulta a um especialista é aconselhável caso seu filhote pareça estar desenvolvendo comportamentos preocupantes (como mordidas) que fugiram do controle do dono. O profissional conseguirá orientar o dono do animal até certo ponto, uma vez que a falta de conhecimento sobre a interação entre o dono e o filhote em passeios e no próprio ambiente doméstico impedirá o acesso a todas as informações necessárias para a solução do problema. Um especialista em comportamento animal visitará sua casa, observará seu filhote, discutirá a questão de forma detalhada e ainda planejará soluções apropriadas e práticas.

Sempre procure os serviços de um especialista em comportamento animal por meio da indicação do seu veterinário, pois isso possibilitará a localização dos clínicos mais experientes e qualificados da sua região para ajudar a resolver o problema de seu filhote.

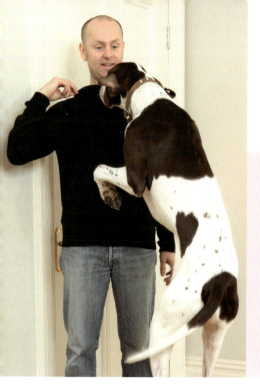

Inquietação excessiva

Todo dono de cão deseja que seu filhote **cumprimente** os visitantes com entusiasmo e **sem medo**. Como muitos visitantes também terão prazer em ver seu filhote, a combinação pode resultar em **pulos constantes** na recepção de **novas pessoas** ou em situações de forte emoção. Benquisto em um filhote pequeno, esse comportamento pode se tornar um verdadeiro incômodo em um cão mais velho e **mais pesado**, levando a queixas sobre **marcas feitas pelas patas** e até mesmo a **lesões**.

CAUSAS

Cumprimentos caninos
Os cumprimentos face-a-face são uma forma espontânea de encontro entre dois cães. Como o ser humano é bípede e seu rosto está muito distante de seu filhote, o animal tende a pular para ficar mais próximo da pessoa e saudá-la.

Busca por atenção
O filhote rapidamente aprenderá que pular nas pessoas gerará uma resposta, positiva ou negativa. No início, seu filhote causará pouco dano ou prejuízo dentro de casa, o que pode permitir a continuidade do ciclo comportamental de salto seguido por atenção.

Falta de boas maneiras à mesa
Como os cães são verdadeiros pidões, o filhote apreciará quando o dono ou um membro da família se sentar à mesa para comer, pois ele acha que isso poderá lhe render alguns petiscos saborosos. O filhote aprenderá que essas guloseimas vêm da mesa e pode começar a pular para ficar mais próximo da fonte de alimento.

Pessoas destreinadas
Como regra geral, esse comportamento de salto não ocorre com membros da família bem entendidos em adestramento de cães. Contudo, outras pessoas freqüentemente permitirão que o filhote salte sobre elas, tornando muito difícil reforçar a lição de que o comportamento dele não é aceitável. Além disso, muitas pessoas não são muito fãs de cães e podem até repelir o filhote se ele pular para cumprimentá-las.

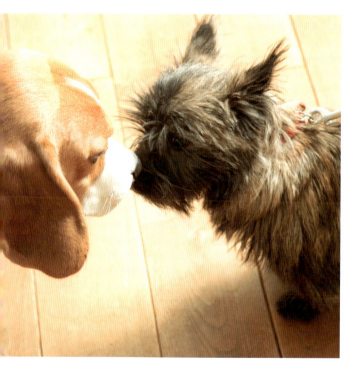

◀ Os cães normalmente se encontram face-a-face, e esse é um motivo pelo qual seu cão saltará na frente de uma pessoa para cumprimentá-la.

118 SOLUÇÃO DE PROBLEMAS

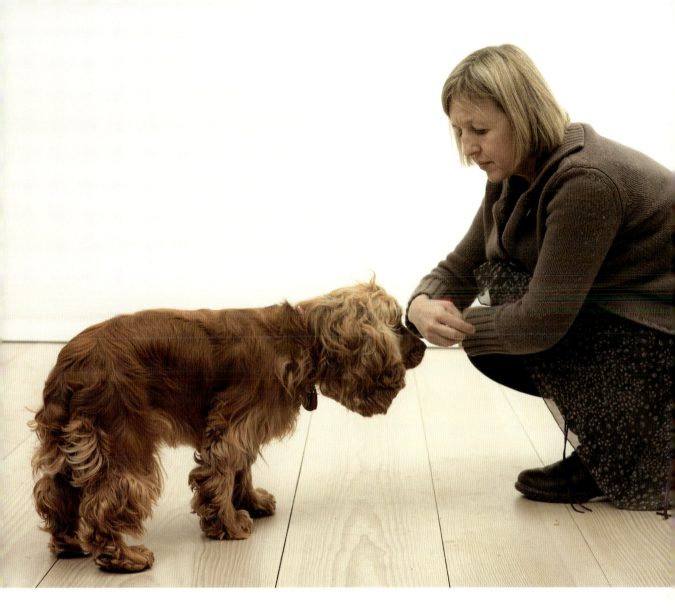

▲ Uma forma de evitar que seu filhote pule é ficar no mesmo nível dele.

PREVENÇÃO
Agache para cumprimentar o filhote
Agache-se perto de seu cão logo que você chegar em casa ou sempre que desejar agradá-lo, para que a tentativa de salto seja interrompida. Oriente os visitantes a reagirem do mesmo modo quando seu filhote abordá-los.

Prenda o filhote
Use uma coleira tanto dentro como fora de casa e mantenha o seu filhote preso, sobretudo perto de crianças, para que ele não pule automaticamente sobre elas como uma forma de cumprimento padrão.

Não ofereça alimento à mesa
Ensine toda a família e seus amigos a não fornecer alimento ao cão ao se sentarem para comer, para que ele não tenha esperança de conseguir algum petisco.

Adestramento básico
A habituação de seu filhote para que ele retorne ao dono assim que for chamado (ver p. 68) ajudará a evitar o contato com freqüentadores de parques que não gostam muito de cães ou nem sabem como interagir com um filhote agitado. Se o filhote estiver bem preso a uma coleira, o dono poderá decidir se a interação é uma boa idéia ou não. Ao permitir o encontro entre o filhote e pessoas, use a coleira ou agarre-o com uma das mãos para evitar o salto.

SOLUÇÃO DE PROBLEMAS

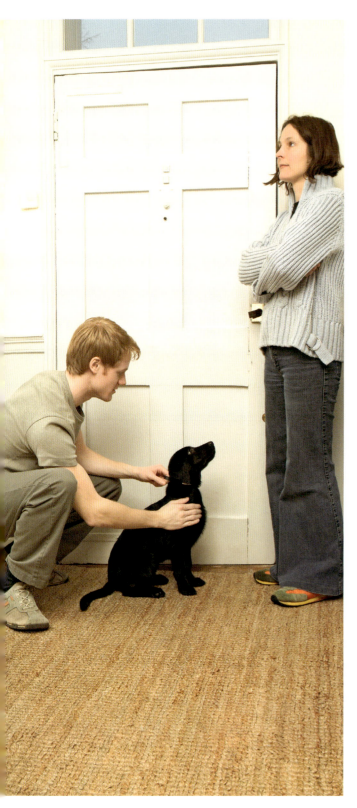

SOLUÇÃO
O segredo é ignorar
Estipule uma regra de não dar atenção ao filhote até que todas as patas dele estejam no chão. O tédio é uma ferramenta poderosa para ser utilizada na aplicação de disciplina a seu filhote. Ao ignorá-lo, ele rapidamente perderá o interesse no dono, parando de pular e saindo de perto. Assim que o filhote se acalmar, peça para ele se aproximar e se sentar; depois disso, agache-se para lhe dar atenção pelo bom comportamento. É quase impossível usar essa técnica quando seu filhote de grande porte cresce e ainda pula; por isso, use-a enquanto ainda é tempo.

Ensine aos outros como reagir
Ensinar aos visitantes de sua casa uma rápida lição de como reagir quando seu filhote salta é primordial para que ele não faça mais isso. As crianças particularmente precisam de orientação, já que sua natureza agitada tende a induzir o filhote a saltar sobre elas. Oriente os visitantes a ficar em pé, com os braços cruzados e olhar distante do filhote. Peça para eles utilizarem o comando "não" com um tom de voz baixo quando seu filhote pular e depois o comando "sente!".

Ao observar os comportamentos corretos, os visitantes devem se agachar imediatamente, elogiando e fornecendo petiscos. Se ele saltar novamente, peça para ele se retirar e interrompa todo contato até que se acalme de novo. Considere o recrutamento de amigos e familiares para o processo de treinamento, repetindo os exercícios o maior número de vezes possível.

Evite punição física ou verbal
Afastar seu filhote ou repreendê-lo verbalmente de forma ríspida pode ser interpretado por ele como um estímulo para brincadeiras rudes. Isso pode agravar a situação, levando ocasionalmente a um aumento na intensidade das respostas brincalhonas ou agressivas no filhote em processo de amadurecimento (ver p. 89). Apenas um firme "não", acompanhado pela atitude de ignorar o filhote, deve desestimulá-lo a pular.

◀ Peça para os visitantes ignorarem seu filhote até que ele esteja calmo e com as quatro patas no chão.

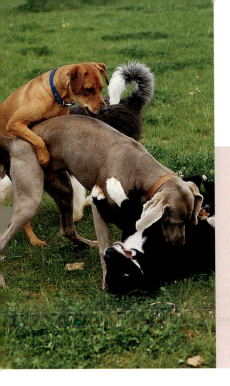

ACASALAMENTO

Como uma **extensão do pulo** com **conotações sexuais**, o coito pode ser considerado por alguns donos como algo horripilante ou até mesmo engraçado. A tentativa de montar outro filhote ou uma pessoa é um **comportamento canino relativamente normal** que, na maioria das vezes, **não** é de natureza **sexual**. Esse comportamento é observado em filhotes **machos e fêmeas** a partir de alguns meses de vida até depois da **maturidade sexual**.

CAUSAS

Brincadeiras
Em filhotes, a tentativa de monta tende a ser um comportamento divertido entre os animais, quando eles saltam uns em cima dos outros e rolam em disputas. A brincadeira exagerada com os donos ou a chegada de visitantes podem estimular esse comportamento, que atuará como válvula de escape para sentimentos de ansiedade e tensão do filhote.

Exibição de domínio
Nos cães selvagens, montar um membro do grupo é uma demonstração clara de domínio e superioridade. Essa hierarquia dá direito ao acasalamento com as fêmeas e ao usufruto de outros recursos cobiçados pelo grupo. Nos cães domésticos, um filhote pode montar constantemente como um sinal de insegurança, na tentativa de afirmar seu domínio diante dos membros da família.

Contato sexual
Durante a puberdade, é possível ver o cão macho montando sobre outros cães e pessoas em resposta aos níveis oscilantes de testosterona.

PREVENÇÃO

Mostre a ele quem é o líder
Desde cedo, deixe claro que o dono representa o cão alfa (líder da matilha) do grupo e que os membros da família estão em uma posição acima da do filhote. Ele será um cão muito mais calmo e feliz se souber sua posição social do que se viver uma situação de constante, e inapropriada, luta pela supremacia.

SOLUÇÃO

Aumente a intensidade dos exercícios
Gaste o excesso de energia de seu filhote, que pode induzir à monta, exercitando-o com mais vigor.

Mantenha-o calmo
Retire-o da sala-de-estar até que seus visitantes tenham se acomodado; depois, prenda a atenção do filhote com petiscos.

Não balance sua perna
Isso intensificará uma possível recompensa adquirida por um filhote "montador". Dessa forma, aconselhe os visitantes a manter as pernas paradas enquanto o filhote se desgruda, sem dar-lhe maior atenção. Chame-o e recompense-o por fazer isso.

Castração
Se o hábito de monta for de natureza sexual e ocorrer assim que seu filhote atingir a puberdade, peça orientação ao veterinário quanto aos efeitos da castração sobre esse comportamento (ver p. 110). Cerca de 1/3 dos machos castrados apresenta melhora imediata pela redução nos níveis de testosterona. As cadelas que exibem esse comportamento durante o cio também melhoram após a castração.

Não faça nada
Com treinamento e exercício constantes, espera-se que o filhote perca esse comportamento com o tempo.

SOLUÇÃO DE PROBLEMAS

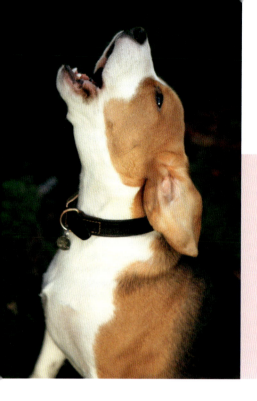

Vocalização excessiva

O latido é uma **vocalização normal** produzida pelos cães (exceto pelo Basenjii, que não late) para se **comunicar** e proteger o ambiente. Depois da agressão, a **vocalização excessiva** é a próxima causa mais provável de **queixa** a ser corrigida em seu cão. Um problema regularmente enfrentado pelos donos de cães impacientes e impulsivos (como os **terriers**), esse comportamento incômodo é mais comum em **raças caninas de pequeno porte**.

CAUSAS

Busca por atenção
Essa é a causa mais comum de latido excessivo em seu filhote. Após deixar o conforto da mãe e dos irmãos, a vocalização é um dos meios possivelmente aprendidos pelo filhote para conseguir a atenção desejada. Esse comportamento não é natural para um cão jovem, pois isso provavelmente atrairia a atenção indesejável de predadores na natureza.

Proteção do território
Servir como guarda foi uma das razões pelas quais os cães foram a princípio trazidos para junto dos humanos, alertando os donos com latidos sucessivos sobre a possível entrada de um intruso na casa. Esse traço sofreu então reprodução seletiva para melhorar as habilidades de guarda do cão, resultando no surgimento de certas raças particularmente sonoras.

Tédio ou frustração
O tédio ou a solidão podem deflagrar o latido em um cão, na tentativa de ser reconciliado com os outros membros do grupo (o dono e sua família). Isso pode começar como um latido ocasional, mas pode aumentar gradativamente em uivos sucessivos.

Medo ou ansiedade
Qualquer ameaça pode estimular seu filhote a latir como uma forma de se proteger do perigo ou alertar o restante do grupo. Em geral reservados para pessoas não familiares ou objetos estranhos, esses latidos de alta intensidade tendem a fazer seu filhote se sentir melhor, estimulando-o a continuar a latir.

PREVENÇÃO

O segredo é ignorar
Você deve ignorar o filhote quando ele estiver latindo em busca de atenção; do contrário, o filhote rapidamente aprenderá que você se aproximará dele sempre que ele latir. Assim como você ignoraria uma criança que faz chilique, dê atenção ao seu filhote apenas quando ele estiver quieto e bem-comportado. Se o filhote tentar persuadi-lo dono com choro ou latido para sair de um cercadinho, fale com calma e não olhe para ele. Dê atenção ao filhote apenas quando ele estiver quieto.

Não o encoraje
Um filhote que late pode ser muito engraçadinho, mas dar atenção a ele por esse motivo pode acabar em um verdadeiro desastre. Jamais estimule-o a latir, pois essa será a primeira forma escolhida para expressar sua maturidade, resultando em um cão extremamente barulhento.

Socialização
Quanto mais socializado, menores serão os medos e a necessidade de latir do filhote. Esquivar-se de situações potencialmente amedrontadoras também ajuda a evitar que a vocalização excessiva se torne uma regra.

SOLUÇÃO DE PROBLEMAS

QUESTÕES COMUNS
Latido

Meu filhote está me deixando louco com seu latido incessante. Já tentei de tudo para fazê-lo parar. Devo usar essas coleiras de choque como último recurso?

Jamais use coleiras que produzem um choque elétrico toda vez que o filhote latir, pois esse método é muito cruel e não trata a causa do latido. Se o latido for uma grande preocupação, procure a orientação profissional de um especialista em comportamento animal (ver p. 117), que será capaz de ajudá-lo a resolver o problema sem recorrer à tortura física.

Estimulação

Forneça diversos brinquedos e petiscos várias vezes ao dia para que seu filhote jamais se sinta abandonado ou entediado. O adestramento é uma boa oportunidade para permitir que seu cão se comunique com você de formas não verbais.

SOLUÇÃO
Recompense o silêncio

Recompensar seu filhote quando ele permanecer em silêncio perto de estímulos ou medos que induzem ao latido é uma técnica de difícil controle, pois requer atenção e pensamento rápido. O latido pode ser muito cansativo para o filhote, e o uso dessa abordagem logo o ensinará que ficar quieto é uma opção muito melhor e menos cansativa.

Modificação territorial

Se seu filhote for do tipo cão de guarda, impeça o acesso dele a estímulos que o induzam a latir. Não permita que ele tenha acesso direto à porta de entrada da casa por onde chegam as visitas e as correspondências e mantenha-o afastado quando os visitantes chegarem perto da porta. Caso se observe um "latido territorial", comum nas raças irritáveis e impulsivas (como os terriers), bloqueie a visão dele pelas janelas para evitar vocalização excessiva direcionada às pessoas que passam na rua.

▼ Os brinquedos manterão seu filhote ocupado – e a mastigação desses objetos também dificultará o latido.

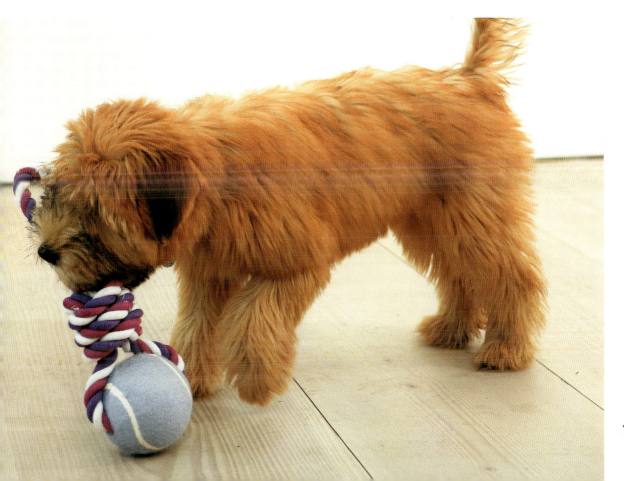

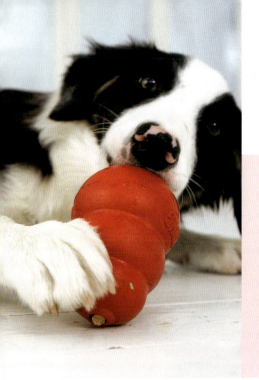

Mastigação

A mastigação é um comportamento **normal** e **natural**, devendo ser esperado por toda a vida do filhote, até mesmo na fase adulta. Um **bom** entendimento sobre a mastigação enquanto o filhote ainda é jovem deve ajudar o dono a **evitar** uma **devastação** da casa quando o cão ficar mais velho... e mais forte!

CAUSAS

Tendências selvagens
Após capturar e matar a presa, os cães selvagens enfrentam a difícil tarefa de devorá-la. Isso exige a mastigação paciente da carcaça, bem como a dilaceração da pele, dos ossos, dos tendões e dos nervos. Seu filhote exibirá esse comportamento geneticamente hereditário de mastigação em casa (p. ex., quando ele segurar uma bola e tentar arrancar a parte externa) da mesma forma que o cão selvagem agiria com a presa capturada na natureza.

Raça
Algumas raças específicas de cães, como os de caça, foram treinadas por muito tempo com o intuito de alcançar a presa. Sendo assim, o uso da boca desde cedo é parte integrante do crescimento e do processo de aprendizagem dessas raças.

Dentição
Como os bebês, os filhotes passam pelo processo de dentição. Nos cães, isso costuma ocorrer dos 3 aos 6 meses de vida, e a maior parte das raças exibe dentes permanentes por volta dos 6 ou 7 meses. A mastigação pode ajudar a aliviar parte do desconforto da dentição, incentivar a queda dos dentes de leite (decíduos) e estimular o crescimento dos dentes permanentes.

Exploração
Por possuírem alta concentração de receptores nervosos ao longo da linha gengival, os filhotes beneficiam-se ao explorar as diferentes características (p. ex., textura e consistência) dos objetos por meio da mastigação. Nesse sentido, a exploração do ambiente pode continuar até a fase adulta; algo que nas raças de grande porte pode se estender até os 18 meses de vida.

PREVENÇÃO

Vigilância
Há uma regra simples a ser seguida quando o seu filhote ainda for muito jovem: não confie nele! O dono deve ter uma casa totalmente "à prova de filhote", mantendo todos os itens valiosos ou passíveis de mastigação afastados do chão, tirando os fios de eletricidade do alcance do animal e guardando os sapatos em armários (ver p. 32). Caso não seja possível vigiá-lo de modo constante para que fique isolado em uma área segura e ocupada apenas por seus objetos, considere a compra de um chiqueirinho (ver p. 58).

Brinquedos
É recomendável a escolha cuidadosa de brinquedos que tenham uma textura diferente dos objetos cotidianos e habituais da casa. Os brinquedos de borracha são ideais, pois não há o risco de o filhote confundi-los com roupa ou madeira. Esses brinquedos podem se tornar mais atrativos ao se aplicar pastas aromatizadas ou inserir petiscos no interior deles, deixando o filhote entretido por horas. Lembre-se sempre de checar os brinquedos e substituí-los se estiverem danificados, pois as peças dos brinquedos podem se soltar e machucar o filhote ou serem deglutidas por ele.

Objetos mastigáveis

Tanto os objetos mastigáveis feitos de couro cru como aqueles industrializados darão ao filhote a oportunidade de saciar sua necessidade de mastigar algo consistente e aromático, ao mesmo tempo em que limpa seus dentes e massageia suas gengivas. Forneça objetos mastigáveis ao seu filhote apenas na sua presença, para que você possa ajudá-lo em caso de apuros. Além disso, é recomendável oferecê-los de forma esporádica, pois muitos deles são ricos em gordura e podem levar os cães a desenvolver problemas de peso.

SOLUÇÃO
Pegue-o no flagra

Não repreenda o filhote de forma verbal ao flagrá-lo mastigando algo, pois isso o deixará desconfiado e ainda pode induzi-lo a buscar o mesmo objeto longe da sua vista. É melhor que ele tenha segurança para mastigar os objetos na sua frente, para que você possa controlar o que ele pode ter acesso, a fim de evitar a destruição de seus pertences preciosos. Tomando o cuidado de disfarçar que o castigo vem diretamente de você, use um spray de água para borrifar em seu filhote quando ele mastigar algo indevido. Quando ele parar, inicie uma brincadeira com brinquedos mastigáveis apropriados, recompensando-o com elogios ao mesmo tempo.

Repelentes

Sprays repelentes eficazes de sabor amargo são facilmente encontrados em pet shops. Esses sprays

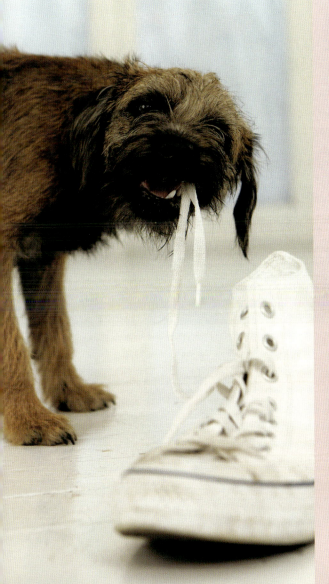

DIÁRIO DE BETTY
Lista de itens destruídos

Durante os 6 primeiros meses de vida, Betty mastigou e destruiu alguns itens que estavam em seu caminho, como:

- 1 carteira cheia de dinheiro e cartões de crédito
- 1 par de óculos de natação
- 1 máscara de madeira (objeto de antiguidade)
- Inúmeras meias que, mais tarde, reapareceram com buracos enormes
- 2 controles-remotos
- 1 talão de cheques
- Diversas plantas do jardim
- 2 listas telefônicas
- 1 tênis
- 1 camisa social retirada do varal (horas antes de eu precisar dela para fazer o programa na TV!)
- Pilhas de cascas de árvores removidas do jardim e espalhadas em volta da casa
- 2 aparelhos de DVD

Lições aprendidas

Se você não quer que seus objetos pessoais ou domésticos sejam mastigados, mantenha-os longe do alcance de seu filhote e forneça alternativas mastigáveis apropriadas.

Veja pelo lado bom: minha casa nunca esteve tão arrumada!

SOLUÇÃO DE PROBLEMAS 125

representam um meio inofensivo de proteger os objetos maiores das mandíbulas demasiadamente ativas do filhote. Borrifar sprays é uma estratégia particularmente boa para os objetos que não podem ser escondidos de seu filhote, como as pernas das mesas ou as almofadas do sofá. Contudo, esses sprays podem manchar; por isso, teste-o primeiro em uma pequena área do objeto a ser tratado.

Misture os brinquedos

Troque os brinquedos e os objetos mastigáveis disponíveis ao filhote para que ele não fique entediado e não comporte-se mal. O dono pode aumentar a coleção de brinquedos com diferentes formatos e consistências, alternando-os em um esquema semanal.

Não ceda

Não é porque seu filhote destruiu um objeto proibido que o dono deve deixar o item destruído como um brinquedo para mastigação (como um par de sapatos mastigados). Isso confundirá o filhote, pois não haverá um limite claro entre o que ele pode ou não mastigar. Retire os objetos destruídos com calma e estimule o filhote a brincar apenas com seus próprios brinquedos. Não seja complacente à medida que seu filhote cresce, pois as mandíbulas se tornam mais fortes e a capacidade destrutiva aumenta com a idade.

Disciplina por meio do ambiente

Nessa abordagem de treinamento, faça com que o ambiente pareça reagir de modo negativo ao mau comportamento do filhote. Os exemplos mais conhecidos são usar uma pistola de água ou bater panelas sempre que seu filhote estiver prestes a se comportar de forma inadequada. O filhote deduzirá que a reação negativa veio do objeto que ele estava interessado e o levará a buscar outra coisa.

A maior parte dos filhotes percebe que pode ter mais liberdade quando o dono não está em casa, pois não haverá nada que os impeça de pular nas mesas para roubar comida ou vasculhar o cesto de lixo. O filhote continuará a exibir um mau comportamento enquanto se sentir bem; portanto, como dono do cão, você terá de manipular o ambiente de forma que ele pareça bem mais assustador do que divertido em sua ausência, o que, no entanto, pode amedrontar o filhote e não ter bons resultados.

Isso pode ser feito colocando-se armadilhas inofensivas para o filhote que se comporta mal e fica sozinho em casa. Pode ser necessário que essa armadilha seja montada uma única vez para que ele não volte a cometer o mesmo erro. Deixar uma camisa de manga comprida pendurada sobre um balcão pode ser a desculpa perfeita para um filhote entediado tirá-la do lugar para uma boa "mastigada". Colocar uma série de latas cheias de botões sobre a camisa assustará seu filhote o bastante a ponto de ele não fazer isso novamente, pois os botões ressoarão ao caírem no chão. Um outro exemplo seria aplicar um spray de sabor amargo ao redor do cesto de lixo; ao sentir minimamente o gosto, seu filhote será repelido por toda a vida.

A disciplina por meio do ambiente sempre deve ser discutida primeiro com o veterinário, o adestrador ou o especialista em comportamento animal para determinar a quantidade certa de medo a ser aplicada, sem causar uma ansiedade duradoura sobre o filhote.

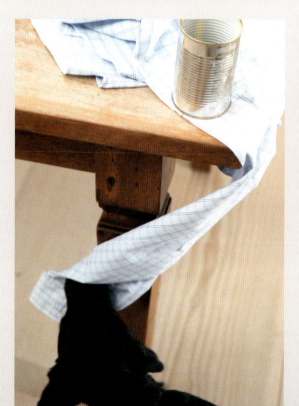

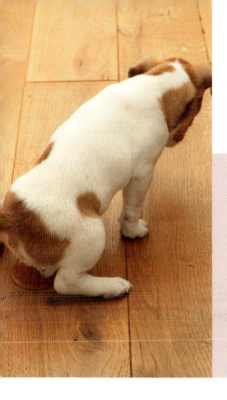

Evacuação domiciliar indevida

Apesar de **todos os esforços de adestramento doméstico**, a **eliminação de fezes e urina** na casa pode levar alguns donos frustrados a considerar pôr seu filhote novamente para adoção. Lembre-se de que seu filhote provavelmente continuará a cometer esses **erros ocasionais de evacuação** até os 6 meses de vida ou mais e saiba que certos fatores que estão fora do controle dele (como **doença** ou **mudança da rotina**) podem significar um retrocesso no adestramento.

CAUSAS

Falta de paciência
Muitas vezes, os donos não têm muita paciência para o treinamento do toalete e isso acaba gerando um filhote com medo de fazer suas necessidades em qualquer lugar próximo ao dono. Conseqüentemente, poderão ocorrer alguns "acidentes de percurso" por toda a casa, quando o filhote estiver longe da vista do dono.

Adestramento de toalete incompleto
Quando o filhote finalmente sai à rua para urinar, os donos com freqüência ficam tão eufóricos pelo alívio que acabam interrompendo o treinamento do toalete. Outros donos deixam o cão em canis ou no jardim por uma hora ou mais sem dar a devida instrução ou recompensa quando o filhote faz suas necessidades no local apropriado. Isso resultará em um cão que, impossibilitado de sair à rua, fará suas necessidades dentro de casa sem qualquer preocupação.

Punição tardia
Repreender seu filhote por fazer as necessidades dentro de casa muito depois do ocorrido não tem muito sentido e pode agravar a situação. Ele não será capaz de relacionar a punição verbal com os delitos prévios feitos no local errado, o que pode gerar um filhote medroso, que fugirá do olhar do dono e fará suas necessidades em lugares mais escondidos. O dono precisará de muita paciência para remover a urina e as fezes com calma e tranqüilidade, sem dar ao filhote motivo de preocupação.

Falha ao ensinar o controle da bexiga ou dos intestinos
Muitos donos continuarão a deixar os tapetes higiênicos espalhados pela casa todas as vezes que saírem, impedindo seu filhote de aprender o controle vesical e intestinal. Se você fizer o mesmo, o menor preenchimento da bexiga ou dos intestinos levará seu filhote a urinar ou defecar no tapete. Em vez disso, estimule-o a aumentar sua capacidade de controle da bexiga e dos intestinos, ajustando-a à necessidade do dono de sair de casa por períodos mais prolongados.

Assim que tiver conseguido um progresso no que se refere ao toalete do filhote, continue a reforçar essa ação de forma positiva, remova os tapetes higiênicos e aumente o tempo esperado por seu filhote para sair à rua. Como dono, você poderá sentir que está passando por um período de retrocesso, mas tenha paciência, pois o filhote acabará compreendendo a mensagem.

Condições clínicas
Há diversas condições clínicas capazes de levar o filhote a ter dificuldade de aprender o adestramento doméstico. Leve seu filhote para ser examinado pelo veterinário para se certificar de que os problemas relacionados ao toalete não estão associados a qualquer doença ou anormalidade física.

Mudança na rotina
Permanecer no trabalho por mais tempo ou pedir para os amigos cuidarem de seu filhote previamente

SOLUÇÃO DE PROBLEMAS 127

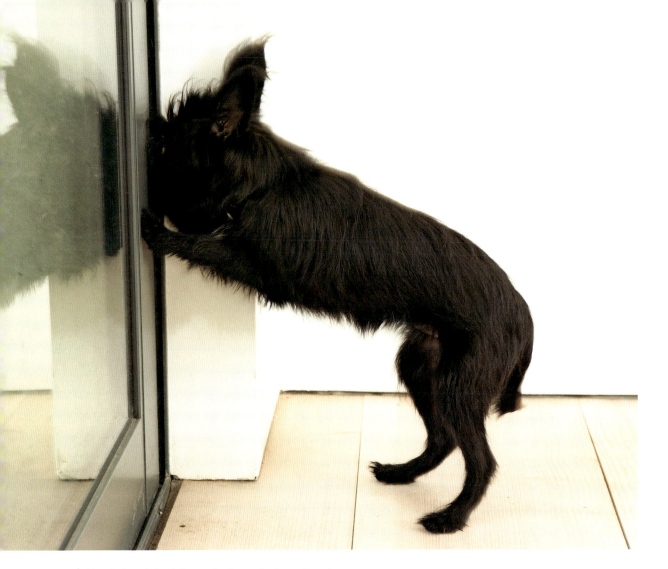

▲ Um cão bem treinado lhe mostrará quando ele precisa sair, freqüentemente arranhando a porta de casa.

adestrado pode resultar no retorno dos acidentes de toalete. Como esses "acidentes de percurso" são esperados, é necessário fazer algumas mudanças na rotina para que seu filhote seja capaz de aprender a partir desses erros.

PREVENÇÃO
Adestre seu filhote
Você pode seguir os procedimentos de adestramento doméstico esboçados nas páginas 46-49, para estabelecer as bases de um filhote fidedignamente adestrado desde o início. Você deve levar seu filhote para fora de casa para fazer as necessidades desde o primeiro dia em casa.

SOLUÇÃO
Reveja seu esquema
Organize sua rotina em função dos horários de refeição de seu filhote e estabeleça os horários certos que ele terá acesso à rua. O dono terá de dedicar tempo e esforço nessa empreitada. Sempre elogie seu filhote quando ele fizer as necessidades no lugar certo.

Pare com as punições
A punição excessiva do passado deve ser substituída por um comportamento calmo e racional de sua parte. Encontre outros meios positivos e diferentes para canalizar seu nervosismo, como uma atividade física de alta intensidade. Bata palmas para interromper as evacuações domiciliares indevidas, depois leve seu filhote para o local escolhido e dê muita atenção quando ele tiver concluído as necessidades nesse local para reforçar esse comportamento de forma positiva.

Marque o território com urina
Esfregue o pano de limpeza que você costuma usar para limpar a urina dentro de casa em um local onde você gostaria que seu filhote fizesse as necessidades, como

em um canto do jardim ou próximo a uma árvore em um parque. O odor da urina deve ajudar a estimular a vontade do filhote de urinar próximo ao local escolhido, o que deve induzir a uma mudança para um padrão de toalete fora de casa.

A grama marca o local

Ao contrário de muitas áreas da casa, a grama tem uma textura única. Por essa razão, seu filhote é capaz de concluir que a grama é diferente de qualquer outra coisa que ele possa encontrar dentro de casa (como o carpete). A textura exclusiva da grama permite que você forneça ao seu filhote uma indicação clara do que é aceitável para o toalete dele.

Limpe com sabedoria

Com seu nariz ultra-sensível, seu filhote será capaz de captar o odor da urina em locais onde ele previamente fez suas necessidades mesmo após a remoção do material. A principal limpeza deve ser realizada para remover não somente a urina ou as fezes, mas também o odor. Muitos produtos de limpeza simplesmente mascaram os odores; assim, é necessário o uso de soluções biológicas de lavagem quente ou eliminadores de odores para evitar que seu filhote faça as necessidades no mesmo local. A aplicação de seladores de fissuras de asfalto e de rejunte com material à prova d'água também pode evitar o acúmulo de odores estimulantes, ao mesmo tempo em que mantém sua casa limpa e higienizada.

▼ Transferir o odor da urina de seu filhote para fora de casa pode induzi-lo a fazer as necessidades no local correto.

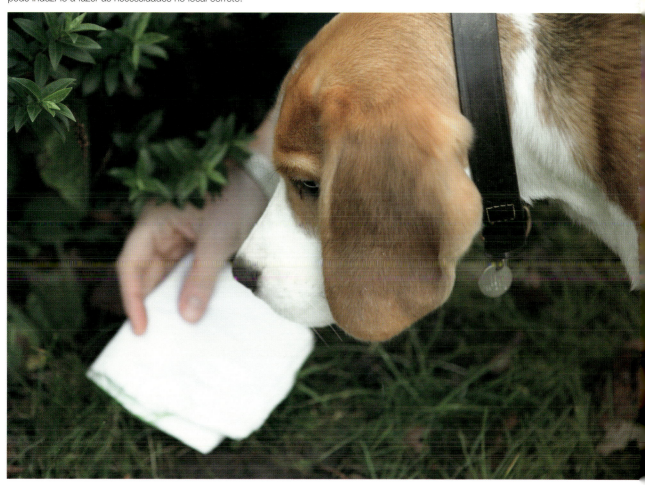

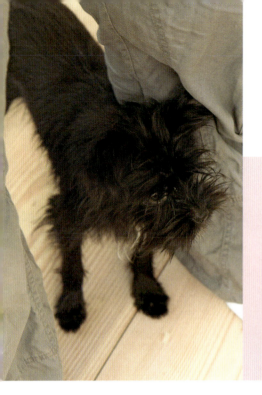

Nervosismo e medo

Sentir-se **pouco à vontade** perto de estranhos, **retrair-se** quando chegam visitas e **esconder-se** atrás do dono ao menor **ruído de trânsito** não são traços comportamentais típicos de um filhote que crescerá apreciando tudo o que o mundo tem a oferecer. Embora alguns cães nasçam mais **nervosos** que outros, você como um **dono compreensível** pode moldar **o caráter** de seu filhote para garantir uma **vida tranquila** juntos.

CAUSAS

Predisposição genética
Certas raças de cães são reconhecidamente mais nervosas que outras. As raças Pastor Alemão e Fox Terrier, por exemplo, podem ter temperamentos nervosos, embora isso possa ser superado desde cedo com um dono compreensível.

Imobilização, fuga ou luta
Em uma situação de desafio ou insegurança, seu filhote pode reagir instintivamente com imobilização, fuga ou agressão, se não conseguir levar a cabo as duas primeiras reações. Um filhote jovem raramente manifesta reação de luta, mas costuma reagir com imobilização na esperança de que ele não seja percebido enquanto o estímulo causador do medo passa. Esse comportamento é natural e deve ser ignorado, já que ele será rapidamente substituído pelo interesse investigativo. Os donos que forçam seus filhotes em situações de medo ou estresse podem estimular reações indesejadas, resultando em problemas comportamentais.

Socialização e habituação deficientes
Se seu filhote não for devidamente exposto a diversas pessoas, lugares, objetos e experiências distintas desde cedo, ele poderá se desenvolver em um cão que tem medo de qualquer coisa desconhecida (ver p. 55).

Reforço inadvertido
O filhote exibirá certo grau de medo e nervosismo durante seu desenvolvimento normal até adulto. A diferença entre um filhote que se desenvolve em um cão adulto confiante e aquele que vive em um permanente estado de ansiedade pode se dever à resposta do dono. Passar confiança ao filhote nervoso e inquieto por meio de palavras confortantes pode ratificar na mente dele que ele realmente tem algo com que se preocupar. Para o filhote, suas palavras de conforto soarão como elogio, que é dado quando ele faz alguma coisa certa. Confortar o filhote quando ele está nervoso ou inquieto infelizmente o tornará ainda mais medroso em encontros futuros, pois isso lhe ensinará que o nervosismo é a forma correta de reagir.

Mau julgamento
Repreender seu filhote quando ele se esconde de alguma coisa ou de alguém ou expô-lo a cães indisciplinados ou a ambientes assustadores pode induzi-lo a desenvolver um temperamento cada vez mais agitado. Sempre tenha em mente que seu filhote é jovem e ingênuo e que você tem o pleno controle a quem ou a que ele será exposto. Uma decisão errada que resulte em uma experiência assustadora pode gerar um filhote impressionável e medroso pelo resto da vida.

PREVENÇÃO
Socialização e habituação
A partir da 8ª semana de vida, exponha seu filhote o máximo possível a diferentes tipos de pessoas e objetos domésticos. Os filhotes são criaturas que se impressionam bastante nas fases inicias da vida; por isso, deve-se tirar proveito dessa característica. Ao "suborná-lo" com atenção e petiscos para tornar qualquer situação nova positiva, você pode estimular seu desenvolvimento em um cão calmo e seguro.

Ajude-o a superar o medo
Acostume-se a não mimar nem condenar seu filhote pelo comportamento nervoso, mas sim dê a ele a chance de superar seus próprios medos. Sempre avalie a situação com sabedoria antes de sair correndo para confortar ou repreender seu filhote. Se não houver situação de perigo, dê um tempo para que ele supere seus próprios medos, pois isso rapidamente será substituído por um interesse investigativo normal. Lembre-se de que, ao confortá-lo sempre que ele se encontra agitado, você reforçará na mente dele que existe algo com que se afligir. Seja um líder forte e confiante, permanecendo calmo e impassível diante de qualquer situação potencialmente assustadora. Seu filhote o procurará em busca de orientação, desde que você se mostre inabalável, e seguirá sua instrução e se acalmará.

SOLUÇÃO
Dessensibilização
Uma dose extra de paciência é imprescindível para ajudar um filhote inquieto e nervoso a superar seus medos e se tornar um cão mais sociável e sereno. Determine as causas que levam seu filhote a ficar nervoso (como estranhos, outros cães ou barulho de trânsito) e empenhe-se em dessensibilizá-lo desses estímulos.

▼ Socializar, socializar e socializar – esse é o lema para um filhote se acalmar e adquirir confiança com outros cães.

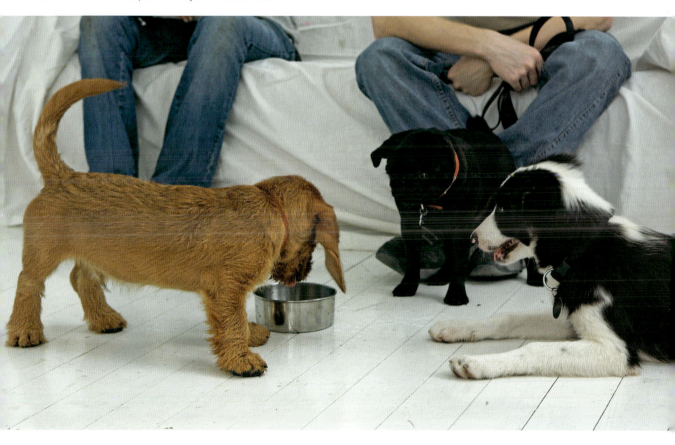

SOLUÇÃO DE PROBLEMAS

Barulho de trânsito

Embora um pouco de medo de barulho de trânsito seja desejável, um cão que late ou corre ao menor ruído de automóvel não terá prazer em passear em áreas urbanas, acarretando outros problemas futuros. Escolha uma rua tranqüila, de fluxo lento, porém constante, e sente-se perto de seu filhote, fazendo com que ele mantenha uma boa distância da rua. Não o repreenda ou o conforte se ele demonstrar medo; simplesmente "converse" com ele com um tom de voz suave e invariável. Gradativamente, aproxime-o do meio-fio em semanas sucessivas e não se aproxime mais dele até que seu filhote esteja ignorando o tráfego com tranqüilidade. Esse processo, no entanto, leva algum tempo e esforço – até lá você também estará se sentindo mais calmo.

Estranhos

Se seu filhote demonstrar nervosismo quando estranhos se aproximam, experimente se sentar a uma distância segura em uma sala-de-estar, um jardim ou um parque por onde as pessoas passam ou se reúnem. Assim que o filhote parecer totalmente calmo, permita que estranhos o cumprimentem de uma certa distância, evitando falar ou olhar diretamente para ele. Peça para esses estranhos se aproximarem lentamente, pararem a uma pequena distância do filhote e lhe oferecerem um petisco, dando ao filhote tempo e espaço para avaliar a situação e decidir se irá ou não ao encontro das pessoas. Durante esse período, converse com os estranhos com calma, orientando-os a ajudar o filhote a superar seus medos, mas sem dar a ele uma atenção indevida.

Outros cães

Algumas clínicas veterinárias recebem grupos de filhotes para uma visita, o que pode ajudar no processo de socialização de seu filhote com outros cães (ver p. 38). Se você não puder levá-lo a uma dessas clínicas, convide amigos e familiares que tenham cães mansos e bem-comportados para se encontrar com o seu. Supervisione o encontro de perto, sem controlar a situação de forma exagerada; não se esquecendo que o nervosismo inicial exibido por seu filhote pode ser rapidamente substituído por um jeito brincalhão.

Em um parque, os cães sempre devem ser monitorados de forma rigorosa, já que uma experiência ruim pode levar ao desenvolvimento de medo e tendências anti-sociais em seu filhote. Jamais se sinta constrangido de perguntar aos donos de outros cães se o animal deles é sociável antes de permitir o encontro com seu filhote – é melhor não ter nenhum contato do que passar por um que induza ao medo.

Desvie a atenção de seu filhote

Um bom adestramento é um método perfeito para distrair o cão de uma situação potencialmente assustadora. Se seu filhote parecer nervoso, dê um comando para que ele se sente e o elogie por responder de forma correta. Inicie uma brincadeira ou ofereça um petisco, para que a atenção dele fique voltada para você e ele ignore qualquer estímulo que possa tê-lo aborrecido.

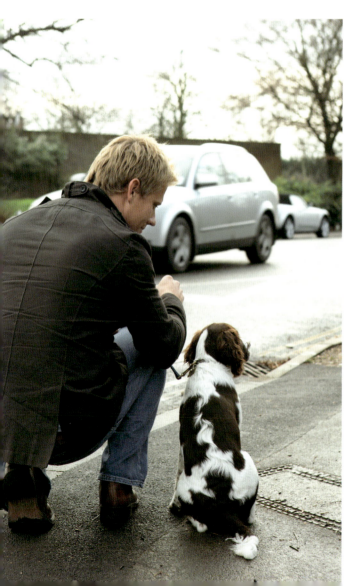

◀ Escolha um local tranqüilo para acostumar o seu filhote ao barulho de trânsito de modo gradual.

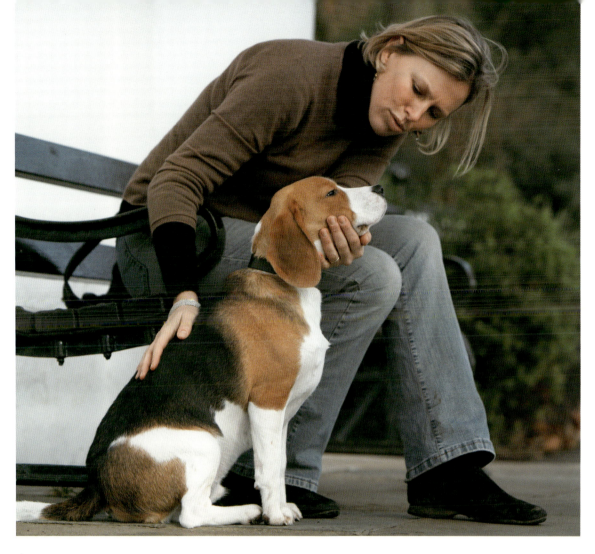

▲ Se seu filhote estiver com medo, peça para ele se sentar e recompense-o com elogios caso ele responda ao seu comando.

Terapias alternativas

Se seu filhote sofre com um temperamento naturalmente nervoso e inquieto, existem tratamentos alternativos que podem ajudar a amenizá-lo. As terapias incluem o uso de homeopatia e feromônio apaziguador de cães (ver também as pp. 152-157 para mais informações sobre as medicinas alternativas empregadas em cães).

Homeopatia Os medicamentos pulsatila, acônito, tintura de aveia, impatiens (não-me-toque), álamo e lariço são utilizados por veterinários homeopatas para tratar cães nervosos e inquietos. A deficiência de vitaminas do complexo B também foi associada a um temperamento nervoso nos cães. No entanto, a administração de qualquer suplemento medicinal sempre deve ser discutida com o veterinário e empregada em conjunto com as técnicas comportamentais. Os melhores resultados serão obtidos quando tais medicamentos forem usados em combinação com um adestramento extra, reforçando o elo entre o dono e aumentando a confiança do filhote.

Ferormônio apaziguador de cães Um feromônio específico (hormônio exalador de odor) produzido pelo tecido mamário da cadela ajuda a acalmar seus filhotes. Esse hormônio foi sinteticamente reproduzido na formulação de um spray ou difusor para ter o mesmo efeito sobre um cão nervoso e inquieto. Ao invocar a sensação de bem-estar experimentada no aconchego da mãe, esses produtos podem ser altamente eficazes para acalmar um filhote nervoso quando ele chega em uma nova casa. Encontrado geralmente no veterinário, o feromônio apaziguador de cães é um produto excelente que pode ser usado para manter seu filhote feliz e satisfeito. Esse produto também pode ajudar a evitar a micção dentro de casa (ver p. 127) e a diminuir a agressão territorial dos cães.

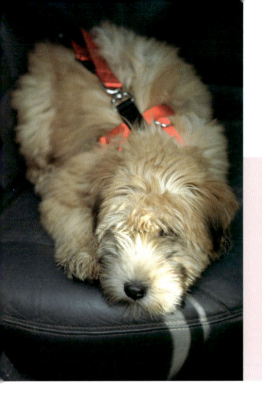

Cinetose ou enjôo de viagem e fobia de carro

Confinado em uma verdadeira "lata de sardinha" que **se movimenta** de um lado para outro, **pára** sem avisar, mostra **um flash de imagens** e ainda tem um **barulho** levemente **estrondoso** vindo da parte de baixo – uma **viagem de carro** é compreensivelmente uma experiência **assustadora** para um filhote. Alguns **vomitam** em suas primeiras jornadas, enquanto outros **choram** e **se agitam com medo**, resultando em uma **aversão** a viagens de carro.

CAUSAS

Doença do movimento

Alguns filhotes sofrem de doença do movimento, assim como algumas pessoas. Além de ser semelhante ao enjôo do mar, essa condição é causada pelos movimentos laterais de líquidos dentro do ouvido interno do filhote. O movimento provoca náuseas com conseqüente vômito. Esse problema pode ser transitório ou aparecer repentinamente nas viagens de carro prolongadas.

Medo

Um filhote pode se mostrar ansioso quando exposto a um carro por uma série de razões: falta de experiência, associação negativa com esse tipo de passeio (como ida ao veterinário), envolvimento em algum acidente ou experiência prévia de enjôo. O simples confinamento em um carro parado pode evocar uma resposta de medo, que possivelmente pode resultar em vocalização excessiva, salivação, respiração ofegante ou vômito.

PREVENÇÃO

Aclimatização precoce

Nas primeiras semanas de posse do seu filhote, ele não deve ultrapassar os limites de sua casa e jardim a menos que seja absolutamente necessário. Nesse período, no entanto, é importante aclimatizá-lo em seu carro. Nessa idade, o filhote está em processo de aprendizado do mundo ao seu redor e é muito provável que ele aceite essa experiência "numa boa", sem hesitação. Se você esperar pela permissão de levá-lo para passear, ele pode se mostrar menos capaz de lidar com uma experiência potencialmente assustadora, sobretudo pelo fato de que as experiências prévias em viagens de carro acabaram em uma injeção do veterinário!

Excursões breves

Desde o primeiro dia, faça as viagens de carro com o seu filhote exatamente da maneira como pretende que sejam depois, ou seja, usando uma gaiola de transporte presa por um cinto de segurança ou colocada no compartimento de trás do carro ou, então, um peitoral amarrado a um cinto de segurança no banco da frente ou de trás. Se você deixá-lo viajar em seu colo quando ele for pequeno, é compreensível que ele fique frustrado quando for confinado na parte de trás do carro ou no banco de trás quando adulto. Faça viagens de carro muito breves e tranqüilas, oferecendo-lhe um petisco quando o passeio terminar com um saldo positivo. Um passeio diário é ideal para ajudar a promover a aceitação do filhote a esse tipo de experiência como parte de sua nova vida. Aumente lentamente a duração das viagens e faça um intervalo fora do carro, distante do chão e protegido de cães não-vacinados (como na casa de um amigo que não possui um cão) em um ponto de parada conveniente em seu trajeto.

Dirija com atenção

Modere a velocidade quando dirigir, faça as curvas devagar e com tranqüilidade e evite usar a buzina do carro. Isso ajudará a manter o passeio o mais calmo e relaxante possível para seu filhote. Permita a entrada de ar puro para deixá-lo à vontade, mas não o deixe colocar a cabeça para fora da janela, pois isso pode provocar lesões nos olhos. Evite fumar, já que isso pode gerar náusea em seu filhote.

SOLUÇÃO

Exposição lenta e constante

Gradativamente, exponha seu filhote ao carro e a passeios motorizados em etapas controladas. Em primeiro lugar, deixe-o à vontade dentro de um carro parado. Brinque com ele dentro do carro para tornar o lugar algo positivo e divertido. Por exemplo, deixe-o "escalar" em você para pegar um brinquedo ou um petisco, depois o recompense com elogios. Assim que ele estiver feliz dentro do carro, coloque-o em uma caixa ou gaiola de transporte ou prenda-o com um peitoral; na seqüência, ofereça petiscos ou mesmo a refeição completa. Se desejar, você até pode fornecer todas as refeições dele dentro do carro por alguns dias, a fim de estimular uma associação positiva da permanência no veículo.

Assim que ele aceitar ficar preso dentro do carro, faça passeios muito breves, apenas até o final da rua e volte. Mantenha-o calmo, conversando com ele em um tom de voz invariável e confiante. Não dê atenção em resposta à inquietação do filhote; somente o elogie quando ele estiver tranqüilo, sem manifestar qualquer sinal de ansiedade.

Torne o passeio de carro divertido

Quando o filhote já tiver idade suficiente para passear, leve-o ao parque para que se divirta com um passeio de carro, sem que este passeio termine em uma consulta no veterinário. Depois de um breve trajeto, tire-o do carro e brinque com ele; em seguida, coloque-o dentro do carro novamente e ofereça um petisco. Simples atitudes como essas reforçarão a associação dos passeios de carro a algo prazeroso. Se você tiver um cão que vocaliza ou fica extremamente agitado dentro do carro, exercite-o bastante antes de retornar ao veículo e evite dar muita atenção a ele enquanto você estiver dirigindo, para que ele descanse tranqüilamente dentro da caixa ou gaiola de transporte ou preso ao peitoral.

Terapias alternativas

Diversos produtos homeopáticos, como gelsêmio, tintura de aveia, solidéu, ópios, alecrim, flor de tília, flor-da-paixão, valeriana, esteva, impatiens (não-me-toque), álamo e lariço, podem ser utilizados como uma abordagem suplementar às técnicas anteriormente descritas para acalmar e tranqüilizar um filhote medroso ou inquieto (ver p. 133). Obtenha uma receita de um clínico homeopata profissional e administre o produto por uma semana. Se nenhuma melhora for observada no comportamento de seu filhote dentro do carro, pode-se tentar outro medicamento homeopático.

Drogas ansiolíticas (contra a ansiedade)

Utilizadas apenas como último recurso, o veterinário ou um especialista em comportamento animal podem recomendar certos medicamentos para ajudar um filhote mais maduro a superar uma ansiedade irracional a passeios de carro. Todos os métodos de adestramento devem ser totalmente esgotados antes de se considerar esse tipo de tratamento. Em conjunto com a administração desses medicamentos, recomenda-se um processo de habituação.

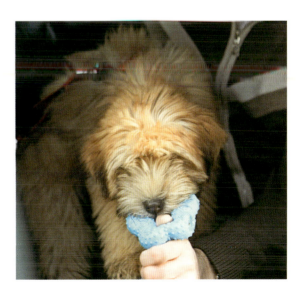

▶ O filhote ficará mais contente dentro do carro se o dono associar a viagem com brinquedos e petiscos.

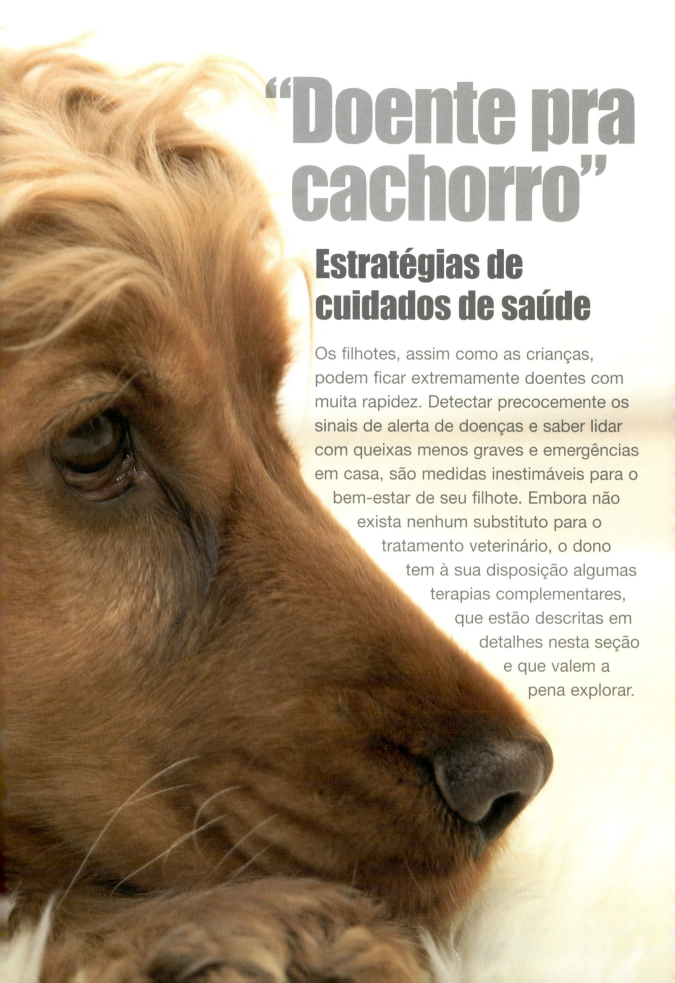

"Doente pra cachorro"

Estratégias de cuidados de saúde

Os filhotes, assim como as crianças, podem ficar extremamente doentes com muita rapidez. Detectar precocemente os sinais de alerta de doenças e saber lidar com queixas menos graves e emergências em casa, são medidas inestimáveis para o bem-estar de seu filhote. Embora não exista nenhum substituto para o tratamento veterinário, o dono tem à sua disposição algumas terapias complementares, que estão descritas em detalhes nesta seção e que valem a pena explorar.

Sinais precoces de alerta

Seu filhote deve ser um animal **feliz e ativo**, com **avidez por comida** e **disposição para dormir**. Ser um dono responsável exige a plena compreensão das necessidades de seu filhote e a capacidade de **identificar com precisão** os **sinais precoces** de doença, para garantir a **rápida recuperação** de seu animal de estimação.

MUDANÇA DE COMPORTAMENTO

A mudança notável de comportamento dos animais de estimação constitui a causa mais comum de consulta ao veterinário. Independentemente se o filhote está mais calmo que o normal, tem dificuldade para dormir ou não consegue se divertir sozinho, uma mudança no comportamento de seu filhote tende a ser o indicador mais preciso de uma saúde deteriorada.

ALTERAÇÃO NO APETITE

Tente estimular o apetite de seu filhote

A recusa pelo alimento é um sinal comum de doença iminente. Se o animal não se mostrar interessado pela comida, cubra-a e reserve-a por 1 ou 2 horas. Oferecer o alimento no próximo horário prescrito dará tempo suficiente para que o apetite já tenha se desenvolvido.

Evite estimular os caprichos de seu filhote

Um filhote inquieto faz de tudo para ganhar petiscos e alimentos gostosos o tempo todo e, conseqüentemente, rejeitará refeições completas em protesto à sua dieta atual. Não proceda à suplementação automática da refeição com um alimento alternativo, pois isso o estimulará a ditar de modo contínuo o que será oferecido com base em seus próprios caprichos. O filhote é como uma criança que não come verduras e você, como um "pai", sabe bem disso. Se persistir com uma dieta de boa qualidade e não ceder, é muito provável que o filhote coma na próxima refeição. Se ele ainda não comer, vale a pena telefonar para seu veterinário em busca de orientação.

MUDANÇA NA TEMPERATURA CORPORAL

Um filhote que apresenta tremor ou respiração ofegante e se encontra excessivamente quente ao toque será beneficiado por uma consulta imediata ao veterinário. Alguns donos podem optar por ter um termômetro digital em casa para uso próprio e para quando houver dúvidas em relação à temperatura. Como a temperatura de um cão de dentes afiados só pode ser obtida com segurança por via retal, você deverá receber instruções quanto ao uso estéril e seguro de um termômetro pela equipe veterinária antes de tentar fazer isso em casa.

Embora a presença de um nariz quente seja tradicionalmente encarada como sinal de doença, a realidade é outra, pois um filhote pode apresentar o nariz frio e já estar com febre. O termômetro representa a única forma de mensuração fidedigna. A temperatura corporal média de um filhote é de 38,1-39,2° C, com temperaturas de 39,3° C ou mais altas descritas como febris.

Solicite um check-up (ver p. 23) para se familiarizar com as características de um filhote saudável. A capacidade de avaliar com rapidez o estado geral de seu filhote em casa indica que você será capaz de fornecer informações pertinentes ao veterinário, quando necessário, ajudando-o a prescrever o tratamento exato e auxiliando na rápida recuperação de seu animal.

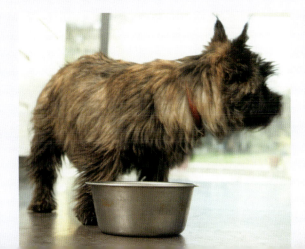

◀ A falta de apetite com freqüência é sinal de doença.

Doenças comuns em filhotes

Muitos **problemas de saúde** relativamente **secundários** podem ser **evitados** se os **sinais de alerta** forem descobertos **precocemente** e com rapidez, fazendo uso de um **tratamento simples** em sua própria casa. Contudo, alguns problemas necessitam de investigação e **tratamento** dispensados nas **clínicas veterinárias**; mesmo assim, a vigilância diária do dono novamente trará **benefícios** ao filhote por fornecer os **cuidados imediatos**.

PROBLEMAS OTOLÓGICOS

O exame diário é a chave da prevenção de problemas que acometem as orelhas. De ocorrência comum em cães de orelhas grandes ou caídas (pendentes), como os da raça Basset ou Cocker Spaniel, os problemas otológicos tendem a ser causados por infecção, parasitas ou corpos estranhos. A limpeza regular com chumaço de algodão e soluções otológicas é altamente eficaz para reduzir ao máximo possível a quantidade de cera, uma vez que seu acúmulo pode levar à infecção ou à infestação parasitária. A checagem diária das orelhas de seu filhote depois de passeios pode evitar a subseqüente necessidade de uma remoção dolorosa de corpos estranhos do conduto auditivo pelo veterinário.

PROBLEMAS OCULARES

As lesões e as infecções constituem as causas mais prováveis de problemas oculares no filhote em crescimento. A manutenção de um check-up regular quanto à integridade dos olhos é fundamental para garantir uma visão saudável à medida que ele cresce. A ocorrência de conjuntivite representa a causa mais comum de secreção ocular em filhotes; dessa forma, as infecções ou lesões oculares exigem uma consulta imediata ao veterinário. Uma secreção ocular escura diária é normal e, como as "remelas" que se acumulam em nossos olhos quando acordamos pela manhã, isso pode ser removido dos olhos de seu filhote com um chumaço de algodão umedecido.

PROBLEMAS BUCAIS E DENTÁRIOS

Muitos donos ficam preocupados com a perda dos dentes de leite (dentes decíduos), que pode ocorrer em torno dos 3 meses de vida. Pode ocorrer também sangramento gengival, resultante da mastigação de brinquedos. No entanto, ambos os sintomas são normais conforme os dentes permanentes do cão irrompem – ou seja, à medida que ocorre a erupção dentária.

A supervisão regular da boca de seu filhote – que deve se tornar um hábito – é uma medida essencial para manter a cavidade bucal em perfeito estado. Aprender como escovar os dentes de seu cão diariamente é uma

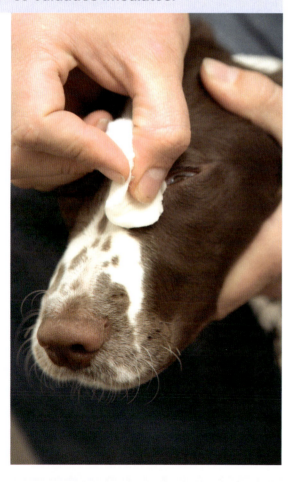

◄ As "remelas" podem ser facilmente removidas dos olhos de seu filhote utilizando um chumaço de algodão umedecido.

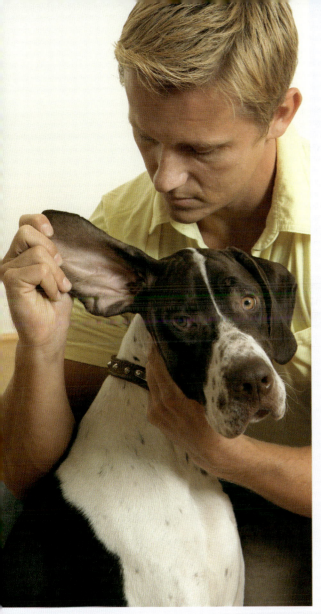

◀ Examine diariamente os condutos auditivos de seu filhote em busca de corpos estranhos ou sinais de infecção.

rigorosamente monitoradas. Os ácaros, as pulgas e as alergias, bem como as infecções bacterianas ou fúngicas, podem provocar prurido (coceira) intenso em seu filhote, resultando no desenvolvimento de alopecia mais comumente sobre as orelhas, os flancos, o abdome e a cauda. Se não for tratada com rapidez, a perda de pêlos pode se agravar de forma drástica em função dos arranhões ocasionados pelo prurido, levando ao surgimento de infecções secundárias na pele lesada.

Tratamento preventivo
O tratamento doméstico com medicações antiparasitárias prescritas pelo veterinário deve evitar grande parte das irritações cutâneas (ver p. 42); mas se mesmo assim seu filhote ainda apresentar sinais de prurido intenso ou perda de pêlo, marque uma consulta com o veterinário.

TOSSE
Com exceção do breve acesso ou ataque de tosse sofrido após o rápido consumo de água ou alimento, um filhote com tosse sempre deve ser levado ao veterinário. De causas extremamente variadas, a tosse pode ser de natureza seca ou úmida, produtiva ou improdutiva, ou associada com secreções oculares, bucais ou nasais. A tosse pode ser causada por infecções, corpos estranhos ou lesões aos pulmões ou ao coração, bem como por função anormal desses órgãos; assim, o tratamento eficaz exige o diagnóstico etiológico preciso – ou seja, a descoberta da causa.

Tosse dos canis
Essa doença é uma causa comumente conhecida de tosse em filhotes. Adquirida em estabelecimentos reprodutivos, pet shops, parques ou outras áreas de alta concentração canina, a tosse dos canis é uma doença viral altamente contagiosa, que causa uma tosse seca típica de "fumantes" e ainda pode ser complicada por infecção pela bactéria *Bordetella bronchiseptica*, resultando no surgimento de secreção nasal purulenta.

A tosse dos canis pode ser evitada por meio de vacinação e tratada de diversos modos, desde uma forma sintomática (xarope antitussígeno) até com o emprego de antibióticos específicos. O problema costuma desaparecer em torno de 10 dias após a infecção, embora haja melhora dos sintomas no transcorrer da medicação.

excelente forma de garantir a integridade dos dentes e das gengivas por toda a vida do animal. A escovação também permite o exame do estado geral da cavidade bucal do filhote, possibilitando a detecção de qualquer problema que necessite da avaliação do veterinário.

Sinais de alerta
A incapacidade de seu filhote de se alimentar ou a recusa pelo alimento são sinais que merecem investigação imediata; a fratura de dentes decorrente da mastigação de superfícies rígidas, a presença de corpos estranhos e a observação de lesão ou infecção gengivais são condições que exigem a atenção do médico veterinário.

PERDA DE PÊLO
As áreas com perda de pêlos (conhecidos tecnicamente como alopecia) que aparecem em seu filhote devem ser

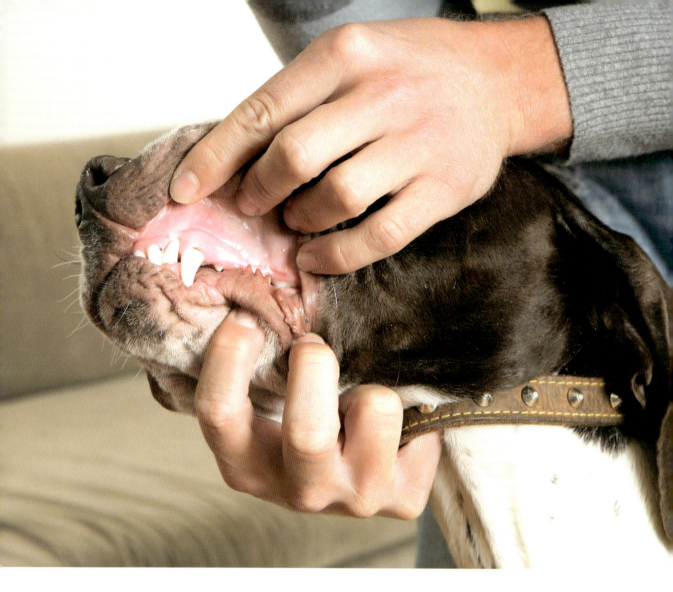

▲ Gengivas brilhantes e rosadas são sinal de bom estado de saúde, enquanto gengivas pálidas ou esbranquiçadas indicam anemia.

ANEMIA

Diagnosticada basicamente pela constatação de gengivas pálidas, respiração rápida e fraqueza, a anemia consiste em um nível de hemácias mais baixo que o normal no sistema vascular de seu filhote. Na maior parte das vezes, ela é o resultado de altas cargas parasitárias de vermes ou pulgas no filhote, mas também pode ser causada por feridas hemorrágicas, venenos, toxinas e reações imunológicas. Caso haja suspeita de anemia, a condição deverá ser imediatamente avaliada pelo veterinário; nesse caso, quase sempre será necessário tratamento para o restabelecimento da saúde de seu filhote.

DIARRÉIA

Os movimentos intestinais débeis (fracos) são uma condição comum em filhotes e devem ser monitorados de perto. Um filhote com um ou mais episódios diarréicos deve ser imediatamente encaminhado ao veterinário em busca de tratamento, já que essa condição pode resultar em desidratação súbita. A diarréia costuma ser causada por uma mudança na dieta ou pelo consumo de alimentos insalubres ou ricos em calorias. Um filhote ativo e saudável em termos gerais pode ser monitorado em casa com restrição de alimento por algumas horas e água fresca à vontade.

Se a diarréia persistir, se seu filhote parecer letárgico ou se houver sangue nas fezes, é extremamente aconselhável uma consulta ao veterinário para tratar o problema com rapidez. Infecções parasitárias ou bacterianas podem causar diarréia intensa, o que pode exigir a internação para corrigir a desidratação, ao mesmo tempo em que se trata a causa de forma específica.

CONSTIPAÇÃO

O filhote deve ter normalmente alguns movimentos intestinais todos os dias. A constipação é diagnosticada quando ele não elimina o material fecal por um período prolongado, resultando no acúmulo de fezes no intestino grosso, além de gerar desconforto. Essa condição costuma ocorrer após uma alteração na dieta para um alimento com teores elevados de fibra bruta e pode ser amenizada com o uso de suplementos à base de óleo mineral, como produtos feitos de parafina/malte ou amolecedores fecais, agentes formadores de volume administrados em casa, ou um enema aplicado na clínica veterinária. A prevenção pode ser tão simples quanto estimular o consumo de água pelo filhote, amolecendo qualquer ração seca com água morna.

DISTÚRBIOS URINÁRIOS

De ocorrência pouco freqüente em filhotes, as infecções urinárias podem ser detectadas pelos donos se houver alteração na cor ou na consistência da urina. Um filhote que apresente micção mais ou menos freqüente que o normal pode estar sofrendo de infecção, irritação ou anormalidades urinárias; por essas razões, procure a orientação de um veterinário. Familiarizar-se com a coloração e a consistência da urina de seu filhote pode ser um pouco desagradável, mas constitui um auxílio doméstico comprovadamente preciso no rápido diagnóstico de problemas urinários.

A causa mais comum de distúrbio urinário é a cistite bacteriana, que provoca estrangúria (esforço para urinar) e produz uma urina turva. Esse quadro deve ser especificamente tratado de acordo com o diagnóstico feito pelo médico veterinário, exibindo uma rápida resolução mediante a prescrição de antibióticos específicos.

VÔMITO

A expulsão forçada de alimento digerido ou conteúdo intestinal pela boca é conhecida como vômito. Muitos donos confundem o vômito com o ato de expelir o alimento não digerido, o que é conhecido como regurgitação e costuma ser observado em filhotes. A regurgitação tende a ser uma resposta física ao consumo alimentar excessivo (empanturramento), à ingestão de grama ou à má sedimentação do conteúdo alimentar no estômago. A regurgitação difere do vômito, já que seu filhote subitamente expele o conteúdo gástrico e logo recomeça a comer sem nenhum efeito colateral persistente.

O vômito tende a ser de natureza fisiológica resultante de náusea e consiste em uma tentativa do corpo em se livrar da causa. Seu filhote tende a ficar um tanto deprimido após o vômito e se abstém de comer por um breve período. Causado pelo consumo de corpos estranhos, alimentos em processo de deterioração ou materiais tóxicos, doença metabólica, infecção ou outras condições indutoras de náusea, o vômito sempre deve ser discutido com o veterinário, sobretudo pela rápida e possível indução de desidratação.

▼ A adição de água morna a uma ração seca pode ajudar a aliviar a constipação de seu filhote.

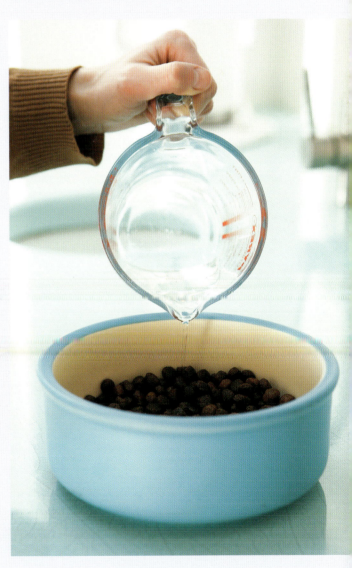

Cuidando de seu filhote doente

Assim que o **veterinário** tiver **examinado** seu **filhote doente**, apenas nos **casos mais graves** será necessário **mantê-lo** na clínica veterinária. Após **receber alta** munido de **receitas** e **orientações**, seu filhote ainda indisposto necessitará de **muito carinho** e paciência para ajudá-lo a se **recuperar** o mais **rápido** possível.

O QUE VOCÊ PODE FAZER

Providencie um ambiente aquecido e tranqüilo
Coloque seu filhote em uma área mais aquecida da casa, distante de portas e correntes de ar. Como a recuperação dele será muito mais satisfatória em um ambiente calmo, coloque-o em um engradado ou em um chiqueirinho infantil com cobertas e possivelmente com uma espécie de colchão ou tapete térmico ou uma bolsa de água quente. Mantenha o menor nível de ruídos possível, bem como as crianças barulhentas e outros animais de estimação afastados de seu filhote para permitir o repouso e a recuperação.

Forneça o alimento correto e água à vontade
Se seu filhote estiver sofrendo de hiporexia (apetite diminuído), o veterinário poderá sugerir alimentos alternativos para estimulá-lo a comer. Cuidado para não modificar a dieta de forma muito abrupta, pois isso pode levar à diarréia e complicar ainda mais o quadro. Realçar o cheiro da ração com a adição de água morna pode ser um meio eficaz de estimular o apetite. Além disso, água fresca e limpa deve estar sempre disponível.

Administre a medicação com cuidado
Ouça a orientação do veterinário e sempre leia os rótulos antes de administrar a medicação ao seu filhote doente. Meça a dosagem dos comprimidos ou da medicação oral líquida antes de administrá-las e deposite-as na garganta ou misture-as com o alimento de acordo com as recomendações do veterinário. A aplicação de cremes, colírios, gotas medicinais ou pomadas deve ser feita com a ajuda de um membro da família ou amigo, e a área a ser tratada deve estar bem limpa antes e depois da aplicação para evitar o desenvolvimento e o acúmulo de restos celulares ou fragmentos de tecido necrosado (conhecidos tecnicamente como debris).

Por razões de segurança, certifique-se de manter a medicação de seu filhote fora do alcance de crianças e de qualquer outro animal da casa.

Ajude o filhote em suas necessidades fisiológicas
Como o filhote pode estar muito fraco para evacuar ou urinar normalmente, o adestramento doméstico pode ter de dar um passo atrás. Em intervalos regulares, pegue seu filhote no colo e leve-o ao local onde ele gostaria de ir. Enquanto o animal estiver doente, dispense tempo e paciência extras durante o toalete.

Monitore a condição do filhote
Vigie a recuperação de perto, monitorando o consumo de alimento e água, bem como os hábitos de toalete, para garantir a melhora do animal. Tenha os contatos telefônicos da clínica veterinária em mãos e busque por orientação se ele não estiver melhorando ou se a condição estiver piorando.

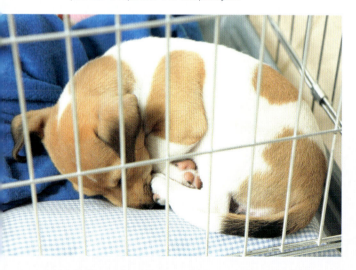

◄ Enquanto seu filhote está se recuperando da doença, confine-o em um local calmo e pacífico, como um engradado ou uma gaiola.

Primeiros-socorros para o filhote

O lar pode ser um local **traiçoeiro** para seu filhote confiante, mas ao mesmo tempo curioso e **levado**, havendo muitos **perigos** e emboscadas **dentro e fora de casa** que o pegam desprevenido. Sendo assim, é preciso lidar com os **acidentes e as lesões** de forma **rápida e eficiente**, garantindo a **segurança** imediata e **evitando** maiores **lesões** até que seu animal chegue à **clínica veterinária**.

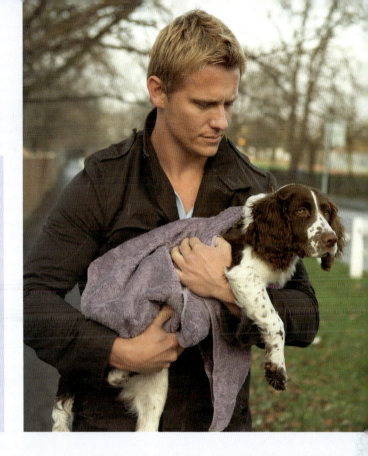

▲ Se seu filhote estiver machucado, use uma toalha ou um cobertor para envolvê-lo e remova-o do perigo.

EM CASOS DE EMERGÊNCIA

Fique calmo
Os primeiros-socorros podem salvar a vida de seu filhote e representam algo que todo dono responsável deve aprender. A regra número 1 é não entrar em pânico! Tente se recompor, aja com calma e pense nos fatos de forma racional. Jamais forneça medicações de uso humano e evite oferecer alimento, já que um estômago vazio é aconselhável para um procedimento de anestesia geral, o que pode ser necessário na chegada do animal à clínica veterinária.

Proteja-se primeiro
Pense antes de agir, pois sua segurança é tão importante quanto à de seu filhote. Se o dono agir de forma imprudente e precipitada e se machucar, pode colocar o filhote em risco, uma vez que o dono do animal pode ser a única pessoa da vizinhança capaz de ajudá-lo. Os filhotes machucados que se encontram com medo e dor podem tentar morder qualquer pessoa que o toque, inclusive seu dono.

Em primeiro lugar, avalie a situação, depois o remova do perigo imediato (p. ex., longe de estradas), utilizando uma toalha ou um cobertor de espessura grossa, guardados no porta-malas de seu veículo para casos de emergência. Na falta deles, você pode usar uma jaqueta ou um casaco se estiver vestindo algum. Em seguida, entre imediatamente em contato com o veterinário. Tenha os contatos telefônicos da clínica veterinária em mãos, preferencialmente na agenda de seu celular. Certifique-se do nome da clínica caso seja preciso encontrar o número do telefone. Sempre dê um telefonema antes, já que os veterinários podem não estar presentes na clínica, o que exigiria o deslocamento desse médico para ajudá-lo. Os funcionários da clínica serão capazes de aconselhá-lo sobre as medidas que devem ser tomadas imediatamente.

Exame físico básico
Um rápido exame de seu filhote é extremamente útil para descrever as lesões sofridas por ele à equipe veterinária. Pensando mais uma vez em sua própria segurança, o dono deve tentar avaliar as gengivas (que devem estar rosadas) e a respiração (normal, laboriosa/dificultosa ou ruidosa?) do animal, depois buscar por sinais de dor, examinar a marcha (em termos de claudicação/manqueira) e avaliar a presença de qualquer secreção ou corrimento. Essas informações podem apontar com rapidez e precisão a lesão ou a doença sofrida pelo filhote, permitindo que o veterinário supra o dono com as medidas apropriadas de primeiros-socorros.

"DOENTE PRA CACHORRO"

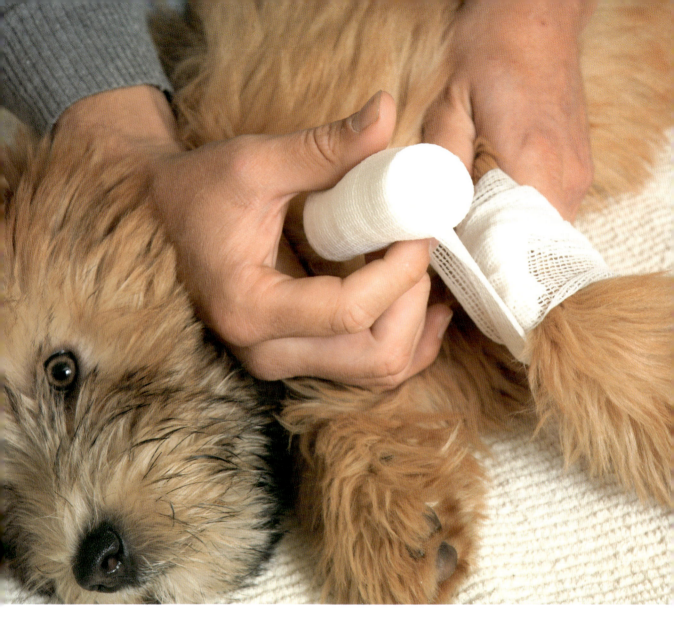

SANGRAMENTO EXTERNO

Causado por qualquer tipo de lesão (como arranhões, escoriações, feridas ou cortes), o sangramento externo é algo que precisa ser tratado com rapidez. Aplique certa compressa sobre o local da lesão com suas próprias mãos ou com uma bandagem do kit de primeiros-socorros de seu filhote (ver p. 151). Se o sangue extravasar pela primeira bandagem, aplique outra por cima, já que a substituição da primeira bandagem removerá o coágulo formado e dará início a novo sangramento. Não aplique um torniquete a menos que o sangramento pareça contínuo, pois há o risco de interrupção da circulação à área acometida, o que pode resultar em gangrena. Mantenha seu filhote o mais calmo e tranqüilo possível enquanto você entra em contato com o veterinário.

▲ O uso de um curativo temporário para comprimir a ferida ajudará a estancar o sangramento.

Assim que o sangramento tiver cessado, limpe a ferida com água morna e salina. Não utilize qualquer produto de limpeza doméstica ou de uso humano.

SANGRAMENTO INTERNO

Isso pode ocorrer em decorrência de acidentes de trânsito e os sintomas podem incluir: sangramento nasal (conhecido tecnicamente como epistaxe), oral ou retal; tosse com sangue; presença de sangue na urina (conhecida como hematúria); gengivas pálidas; colapso; pulso rápido ou débil. Caso haja suspeita de sangramento interno, mantenha seu filhote o mais aquecido e calmo possível durante o percurso até a clínica veterinária.

FERIDAS PROVOCADAS POR MORDIDAS

Sofrida apenas pelos filhotes mais desafortunados, uma ferida ocasionada por mordida não é somente dolorosa, mas também pode infeccionar, a menos que o tratamento seja rápido. Após a aplicação de compressa para o controle de qualquer sangramento, avalie a extensão da ferida removendo o pêlo com o uso de aparelhos de tosa ou tesouras. Se a pele não foi perfurada, o uso de anti-sépticos pode ser o único tratamento necessário. Uma ferida penetrante com envolvimento de toda a espessura da pele necessitará de um tratamento mais intensivo, com irrigação e antibioticoterapia apropriadas para evitar a ocorrência de infecção.

QUEIMADURAS E ESCALDADURAS

Os filhotes que tendem a ficar sob os pés do dono podem sofrer escaldaduras com bebidas quentes e, por essa razão, são periodicamente atendidos nas clínicas veterinárias. Também podem ocorrer queimaduras causadas por chuviscos de brasas de carvão ou ao pular em superfícies quentes. Se isso ocorrer, tome medidas de primeiros-socorros semelhantes às tomadas para os seres humanos, como a aplicação de compressas frias ou a imersão em água.

Se seu filhote for vítima de um incêndio, a primeira atitude a ser tomada deve ser o abafamento imediato das chamas, lançando-se mão de cobertores, casacos, tapetes ou outros utensílios adequados contra o fogo. Caso seja possível, remova o que quer que tenha causado a queimadura, como óleo ou brasas de churrasco, e depois coloque a área queimada sob imersão em água fria por aproximadamente 10 minutos. Remova qualquer coisa que possa comprimir ou apertar o local da queimadura, como uma coleira. No entanto, a coleira deve permanecer no local se ela também estiver queimada (a menos que esteja causando dificuldade respiratória) para evitar danos maiores à pele queimada.

Após a imersão da área acometida, mantenha seu filhote aquecido e a ferida coberta com um curativo umedecido com solução fisiológica (também conhecida como solução salina). Não é recomendável a aplicação de qualquer creme tópico ou a administração de analgésicos até que o veterinário tenha sido consultado.

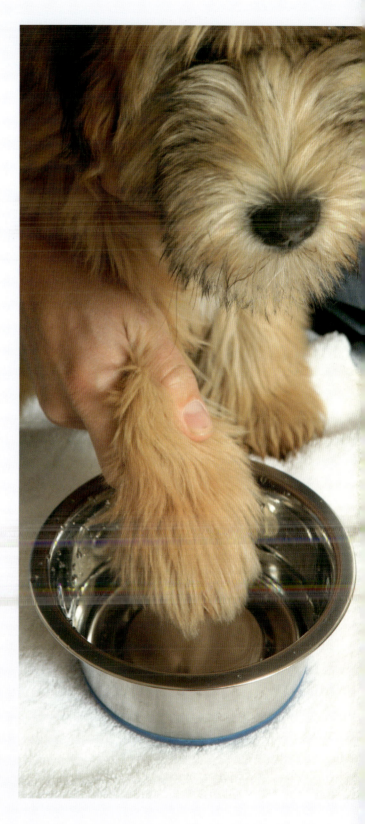

▶ Em casos de queimadura, deixe a área acometida imersa em água fria por aproximadamente 10 minutos.

"DOENTE PRA CACHORRO"

DIFICULDADES RESPIRATÓRIAS

Muitas situações podem causar dificuldade respiratória e restringir o aporte de oxigênio para seu filhote. Nesse caso, avalie a coloração da gengiva – um tom cianótico (azulado) indica grave emergência respiratória.

Afogamento

Isso pode ocorrer quando os filhotes são deixados sozinhos perto de fontes de água, como piscinas, lagos e banheiras. Se seu filhote tiver engolido muita água, mantenha-o de cabeça para baixo até que toda a água drene. Somente depois disso os pulmões podem ser preenchidos de ar.

Asfixia

Caso você consiga ver o objeto na boca do filhote, envolva-o firmemente em uma toalha e utilize um par de pinças ou algo semelhante para remover o objeto com delicadeza. Jamais tracione algo que esteja alojado, especialmente barbantes, pois isso pode sanfonar os intestinos, ocasionando um dano interno maciço. Se possível, leve seu filhote imediatamente ao veterinário.

Choque elétrico

A eletrocussão é o resultado provável da mastigação de fios de eletricidade. Não toque seu filhote até que a eletricidade tenha sido desligada e utilize um objeto seco e não metálico, como um cabo de vassoura, para afastá-lo da fonte de energia elétrica. Em caso de parada respiratória, considere o fornecimento de respiração artificial (ver a página seguinte) e contate o veterinário.

Convulsões

Caso isso ocorra, garanta tanto a sua segurança como a de seu filhote e não tente confortar ou interferir até que o animal se recupere. Afaste toda a mobília e os aparelhos domésticos, desligue qualquer som e feche as venezianas ou as cortinas para criar um ambiente calmo e sem ruídos. Algumas crises epilépticas duram apenas alguns segundos, mas outras podem persistir por minutos. Depois disso, seu filhote recuperará a consciência de forma gradual, embora ele permaneça fraco e deitado. Estenda o pescoço do filhote para facilitar a entrada de ar pelas vias aéreas, afrouxe a coleira e chame o veterinário imediatamente.

RESSUSCITAÇÃO

A Ressuscitação com Ar Expirado (RAE) e a Ressuscitação Cardiopulmonar (RCP) são mais eficientes se realizadas por profissionais da área. No entanto, em casos de parada respiratória e na falta de qualquer ajuda, você mesmo pode ter de socorrer seu filhote.

1 Deite o filhote de lado com o pescoço estendido e a cabeça ligeiramente mais baixa do que o restante do corpo. Examine as vias aéreas em busca de obstruções, removendo qualquer saliva ou fragmento de dentro da boca com as mãos (se seu filhote foi vítima de afogamento, é preciso remover a água dos pulmões segurando-o de cabeça para baixo). Avalie se ele está respirando mediante a inspeção do abdome (que deve subir e descer) ou, então, coloque um pedaço de fio ou grama em frente ao nariz de seu animal e observe se eles se movimentam. Se não houver qualquer sinal de respiração, pode ser necessária a ressuscitação com o uso de respiração artificial.

2 Feche a boca do filhote e, segurando o nariz com uma das mãos e estendendo o pescoço com a outra, exale um sopro através das narinas para expandir o tórax em uma freqüência de 15-20 vezes por minuto.

3 Retire sua boca após cada sopro e procure por sinais indicativos de respiração. É importante avaliar também o batimento cardíaco, exercendo leve compressão sobre o coração para palpar o batimento ou palpando o pulso femoral. O coração situa-se próximo à ponta do cotovelo em relação ao tórax. A artéria femoral é uma artéria calibrosa encontrada na face interna dos membros pélvicos, sendo facilmente palpada em cães para avaliação do pulso.

4 Na certeza de ausência de pulso, inicie a RCP. Realize 15 compressões torácicas a cada 10 segundos (para um cão de porte médio) para estimular o bombeamento cardíaco novamente. Duas respirações exaladas através das narinas, conforme foi descrito na etapa 2, devem suceder as compressões. Repita o ciclo por 1 minuto. Avalie novamente a respiração e o pulso a cada minuto. Assim que o filhote estiver respirando sem sua ajuda, seque-o se ele estiver úmido e mantenha-o aquecido. Procure assistência profissional o mais rápido possível.

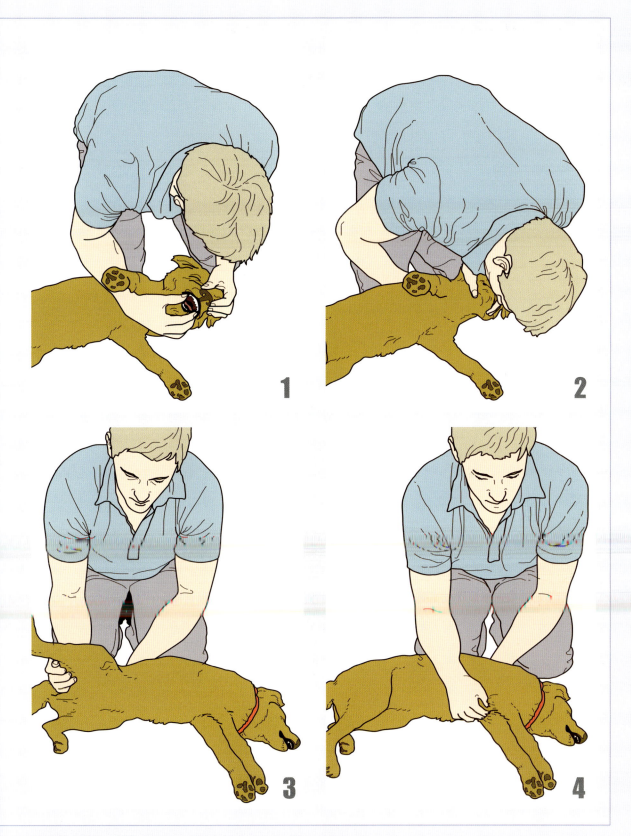

Atenção A RAE e a RCP devem ser realizadas apenas como último recurso, sobretudo na ausência de auxílio profissional, já que essas técnicas podem causar danos tanto ao filhote como ao dono. Essas dicas não substituem a assistência profissional nem o estudo das técnicas de primeiros-socorros.

"DOENTE PRA CACHORRO"

Picadas e mordidas de insetos

Um filhote curioso pode facilmente sofrer mordidas ou picadas dolorosas em jardins ou parques. Caso você consiga visualizar o ferrão, remova-o abaixo da glândula de veneno (um saco bulboso) com o auxílio de pinças, depois irrigue a área com água fria e aplique gelo para aliviar a dor. Uma solução de bicarbonato de sódio para picadas de abelhas e vinagre para picadas de vespas são remédios tradicionais e eficazes na neutralização do veneno. Se o ferrão estiver situado próximo à garganta ou à boca, consulte o veterinário imediatamente, pois a formação de edema e o conseqüente inchaço podem interferir na capacidade respiratória do filhote.

▼ Determine o motivo pelo qual seu filhote está mancando, examinando com cuidado todo o membro, de cima para baixo.

Picadas de cobras ou aranhas

Se seu filhote foi picado por uma cobra ou aranha venenosa, tente identificar o agente agressor da melhor forma possível. Suspenda a região do corpo ou o membro acometido, apanhe seu filhote e conduza-o ao veterinário para tratamento imediato.

CLAUDICAÇÃO (MANQUEIRA)

Quando o filhote estiver mancando, deve-se realizar a avaliação imediata do membro acometido. Delicadamente, avalie todo o membro do cão (de cima para baixo) em busca de lesões, corpos estranhos ou deformidades que possam necessitar de cuidado veterinário. O pior exemplo de claudicação deve-se à fratura de ossos. As quedas ou lesões que ocorrem dentro do ambiente doméstico podem levar a fraturas, embora a causa mais comum de fraturas ósseas em cães sejam os acidentes de carro.

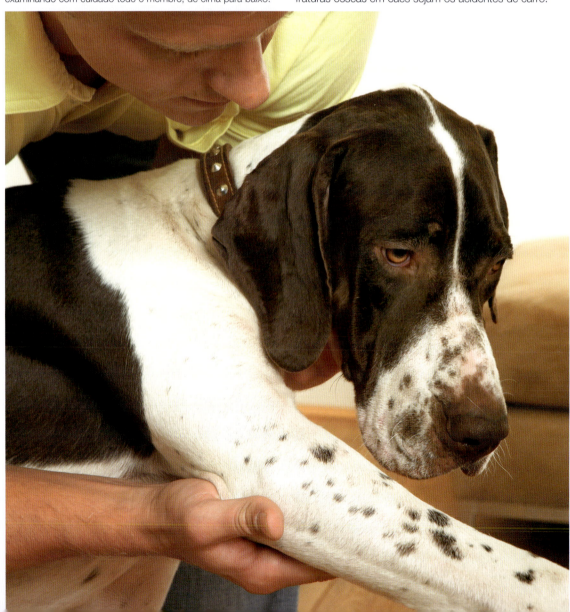

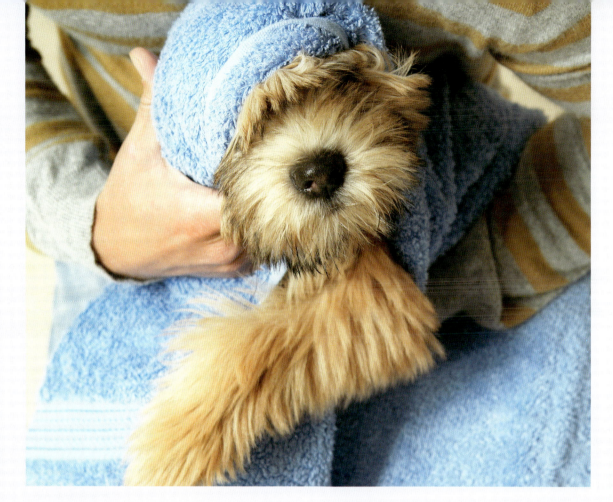

▲ Se seu filhote tiver sofrido uma fratura ou qualquer outra lesão grave, envolva-o com firmeza em uma toalha para evitar mordidas ou movimentos bruscos ("contorcionismos").

Um osso fraturado pode ser detectado por sinais de dor, inchaço no local da lesão, movimento anormal do membro, deformidade ou ruído de atrito com rangido quando tocado. A medida mais prudente no que diz respeito aos primeiros-socorros deve ser mínima – apenas toque o local da fratura como tentativa de estancar qualquer sangramento. Envolva seu filhote em toalhas ou cobertores extramos, suspendendo o membro lesado o mais alto possível; em seguida, coloque-o em uma gaiola ou um container almofadado para o transporte até o veterinário. Não administre analgésicos em casa, busque orientação do veterinário antes de se dirigir à clínica.

EXTREMOS DE TEMPERATURA

Seu filhote pode ser muito sensível a mudanças de temperatura, e até mesmo a exposição restrita a extremos de temperaturas altas e baixas pode causar angústia e desconforto no animal.

Hipertermia

Comumente conhecida como insolação, essa condição potencialmente fatal é observada, sobretudo, quando os filhotes são deixados sozinhos dentro de carros ou ambientes pouco ventilados. Geralmente de fácil diagnóstico, os sintomas de um filhote com insolação incluem respiração ofegante, salivação excessiva e angústia. O melhor tratamento consiste na imersão imediata em água fria ou na aplicação de uma toalha úmida sobre o filhote para baixar a temperatura. Ofereça água fresca para o filhote beber e monitore-o de perto enquanto tenta obter outras orientações veterinárias.

Hipotermia

Isso costuma ocorrer quando o filhote é acidentalmente deixado para fora de casa no inverno e não consegue entrar em casa novamente. Um filhote trêmulo deve ser rapidamente seco com toalhas e depois lentamente aquecido com várias camadas de cobertores em torno dele. Evite aquecer seu filhote de forma muito rápida ao utilizar bolsas de água quente, pois esse recurso pode causar queimaduras se aplicado diretamente sobre a pele fria.

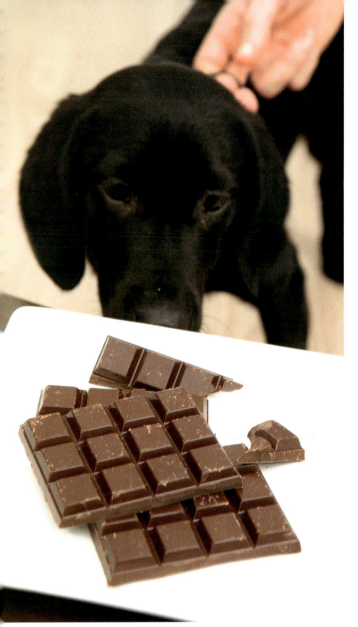

◀ Deliciosos, mas fatais: não deixe seu filhote comer chocolates, pois são potencialmente tóxicos para os cães.

Contaminação da pelagem

A intoxicação pode ocorrer quando o filhote contamina sua pelagem, esfregando-se em uma substância tóxica, e depois começa a remover o resíduo. Nesse caso, o filhote pode consumir produtos como óleos, graxas ou anticongelantes, que são extremamente perigosos. Se uma dessas substâncias tiver entrado em contato com a pelagem ou a pata, não o deixe lamber a área.

Lave os pêlos com água e sabão ou tose o filhote caso não se consiga remover a substância. Jamais utilize aguarrás ou removedores de pintura; um detergente é o produto adequado a ser aplicado. Sempre discuta a possível ingestão do agente tóxico com o veterinário, monitorando seu filhote de perto para evitar que ele o consuma durante o trajeto ao veterinário.

Chocolate

Uma causa comum de intoxicação em filhotes perto das festas de fim de ano e da Páscoa é a ingestão de chocolate. O cacau contém um ingrediente chamado teobromina que torna o chocolate tóxico para os cães, causando vômito, sangramento interno, crises epilépticas e até mesmo óbito. Se você ainda quiser fornecer um petisco de Páscoa a seu filhote, compre gotas de chocolate seguras para cães, obtidas em pet shops ou supermercados. Seu filhote pode comer essas gotas de chocolate com segurança, pois elas são livres de teobromina.

Plantas e árvores

Algumas plantas e árvores são tóxicas para os cães. Peça orientação ao veterinário ou a um centro de jardinagem para garantir que sua casa e seu jardim estão livres de variedades tóxicas. As plantas tóxicas aos cães englobam:

- aloe vera (babosa)
- abacate
- ciclâmen
- samambaias
- hortênsias
- hera
- lírios
- poinséttia (bico-de-papagaio)
- iúca

INTOXICAÇÃO

Existe uma quantidade surpreendente de substâncias que podem representar perigo iminente e são tóxicas para seu filhote. O melhor tratamento para os casos de intoxicação é a prevenção – mantenha os medicamentos de uso humano em armários ou estantes inacessíveis, coloque os chocolates no refrigerador ou em locais fora do alcance do animal e evite o cultivo de plantas ou árvores tóxicas tanto dentro como fora de casa, no jardim (ver ao lado). Os sinais comuns de intoxicação podem compreender vômito, diarréia, náusea, salivação, crises epilépticas e embotamento. Não tente fazer seu filhote vomitar, mas faça com que ele beba muita água e tente vomitar sozinho. As causas comuns de intoxicação incluem:

KIT DE PRIMEIROS-SOCORROS

Um kit de primeiros-socorros é uma necessidade quando se adquire um cão e deve ser carregado preferencialmente em um recipiente de plástico dentro de uma bolsinha ou de uma mochila, já que muitas lesões ocorrem quando o filhote está passeando. O conteúdo do kit deve incluir:

☐ bandagens ventiladas de tamanhos variados
☐ bandagens adesivas
☐ chumaço de algodão
☐ *swabs* ou cotonetes
☐ compressas e gazes
☐ curativos não aderentes de tamanhos variados
☐ pedaços pequenos e limpos de lençóis de algodão
☐ pequena bolsa de água quente contendo solução fisiológica ou salina
☐ pinças
☐ tesouras de ponta arredondada
☐ termômetro
☐ creme ou líquido anti-séptico
☐ telefone celular

▼ Um simples kit de primeiros-socorros pode ser confortavelmente transportado em uma bolsinha.

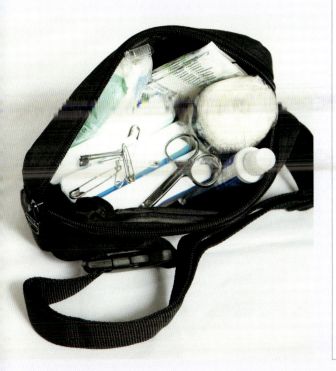

PLANO EM CASOS DE EMERGÊNCIA

O que fazer

✔ Mantenha a calma e tenha bom senso
✔ Deixe sua casa e seu jardim à prova de filhote (ver p. 32)
✔ Estude as técnicas de primeiros-socorros
✔ Tenha um kit de primeiros-socorros sempre em mãos e mantenha-o bem guardado
✔ Armazene os telefones de emergência do veterinário, por exemplo, na agenda do celular

O que não fazer

✖ Não entre em pânico
✖ Não permita que seu filhote tenha acesso a medicamentos, substâncias tóxicas ou lixo
✖ Não permita que seu filhote mastigue brinquedos pequenos ou qualquer coisa que possa ser deglutida
✖ Não ignore os sinais de alerta – entre em contato com o veterinário se você estiver preocupado com o bem-estar de seu filhote
✖ Não seja complacente – os filhotes podem rapidamente se meter em apuros ao encontrarem cães agressivos em parques, ao caírem em rios ou lagos, ao vagarem em estradas ou ao perambularem ou fugir

"DOENTE PRA CACHORRO"

Terapias alternativas

A **homeopatia** e a **acupuntura** são apenas a ponta do iceberg nesse interessante campo da Nova Era. Hoje em dia, você já pode levar seu filhote a uma sessão de **yoga para cães**, depois consultar um indivíduo com a capacidade de avaliar as auras de seu cão. Certas pessoas envolvidas com **clarividência animal** alegam ser capazes de levar seu filhote a um **nível espiritual** tal que permita a compreensão de **sussurros**, uma vez que a **capacidade auditiva** dos cães é aproximadamente dez vezes maior que a do ser humano. Contanto que não se provoque qualquer dano ao paciente e não se façam falsas promessas, fique à vontade para explorar esse campo e, pelo menos, passe um tempo valioso com seu filhote.

YOGA PARA CÃES
Como funciona
A yoga, prática Hindu antiga extremamente popular como uma atividade física de baixo impacto para os seres humanos, data por volta de 2500 a.C. A yoga consiste em uma combinação de relaxamento, técnicas respiratórias e exercícios que combatem o estresse, ajudam a circulação e melhoram a resistência muscular e a amplitude dos movimentos articulares. Há pouco tempo, a yoga vem sendo aplicada nos animais, pois se acredita que essa prática seja um meio útil para acalmar e relaxar até mesmo os cães muito tensos ou nervosos. Atualmente, a yoga para cães está sendo praticada em toda parte nos EUA por pessoas praticantes desse tipo de exercício e por seus cães.

Posturas populares da yoga para cães
Destinados a mimetizar muitas posturas naturais do comportamento canino, os exemplos de posturas de yoga (*asanas*) utilizadas em cães incluem: a postura de triângulo (*utthita trikonasana*), que se parece muito com o comando de "dar a pata" ou "apertar as mãos" (*cumprimento*) e consiste em três patas no chão e uma suspensa, dianteira ou traseira; a pose de navio (*paripurna navasana*), ou "de barriga para cima", com seu filhote deitado com as costas apoiadas no chão, que estira a coluna vertebral e testa a resistência do abdome; a pose de filhote (*balasana*), a posição natural de repouso para um cão, com os membros pélvicos encolhidos e os torácicos estendidos.

ACUPUNTURA
Como funciona
Como uma das formas mais amplamente aceitas de tratamento alternativo na medicina Ocidental, a acupuntura é uma técnica de 2000 anos originalmente desenvolvida pelos chineses. Essa técnica consiste na inserção de agulhas finas e esterilizadas em pontos específicos ao longo das correntes energéticas do corpo (*chi*) para corrigir o fluxo interrompido por lesão ou doença. A acupuntura atua primariamente via sistema nervoso central, sendo utilizada para o tratamento de diversos distúrbios – musculoesqueléticos, dermatológicos, reprodutivos, hormonais, gastrintestinais, respiratórios e cardiovasculares. Ela é utilizada principalmente na medicina humana e veterinária para o alívio da dor, como em casos de lesão articular, óssea, muscular ou ligamentosa.

Tratamento
Após a sensibilidade inicial às agulhas, a acupuntura provoca a liberação de endorfinas, os analgésicos naturais (endógenos) do corpo, induzindo ao relaxamento do cão, que, ocasionalmente, adormecerá no meio do tratamento. Os pacientes caninos são tratados em casa ou na própria clínica em sessões de aproximadamente 40 minutos uma ou duas vezes por semana por cerca de 6 semanas. Os especialistas veterinários em acupuntura atuam por meio do encaminhamento do clínico geral, tratando a dor e outras doenças como um auxílio para o tratamento convencional.

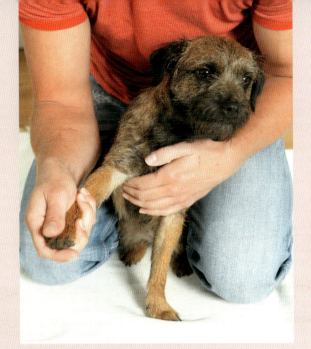

◀ A postura de triângulo – *utthita trikonasana*.

▼ A postura de navio – *paripurna navasana*.

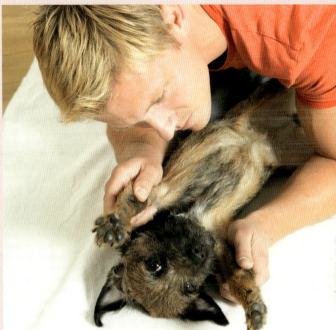

DIÁRIO DE BETTY
A yoga para cães e eu

Betty apreciava o tempo que eu dedicava a ela passeando no parque durante nossas aulas de yoga e parecia bem mais calma depois dos exercícios. Não tenho certeza, no entanto, se Betty se matava de rir com as minhas tentativas de contorcionismo como um origami humano ou alcançava o mais alto nível espiritual de sua vida. Ela gostava das massagens e do alongamento, bem como do tratamento ocasional utilizado por mim para persuadi-la a assumir a postura de triângulo.

Como a yoga tende a criar um ambiente tranqüilo e confortável, todos os cães praticantes dessa modalidade física espelham o temperamento de seus mestres e ficam muito relaxados. Levando-se em consideração a quantidade de cães estranhos em torno dela, Betty ficava visivelmente mais calma do que o usual. Alguns cães começavam a uivar quando a melodia típica de yoga (om) era usada na abertura da aula. Freqüentemente considerado o som original pelos Hindus, e uma sílaba com muitos significados, esse som se parece com o uivo de uma matilha de lobos.

A postura clássica do "cão olhando para baixo" utilizada na yoga também é aplicada na yoga para cães, pois reproduz uma postura natural desses animais. Outras posturas são um pouco menos naturais e algumas delas se confundem com cães soltos, que preferem farejar uma árvore próxima ou uns aos outros. Nossos cães tinham de ser colocados em certas posturas, o que poderia ser um desconforto para um novato superzeloso.

▼ A postura de filhote – *balasana*.

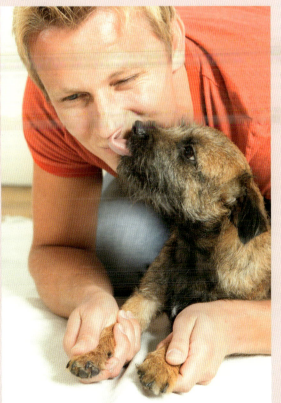

AROMATERAPIA
Como funciona
Especialistas em medicina alternativa para animais acreditam que alguns óleos essenciais, extraídos de flores, folhas, caules, raízes, sementes e cascas de árvores, não somente melhoram o bem-estar por meio do olfato, mas também exibem usos terapêuticos para uma série de condições caninas. Desde flatulência (gases) até cinetose de viagem (doença do movimento), de mau hálito (halitose) até pele pruriginosa (coceira), os óleos essenciais também são usados para tratar uma longa lista de doenças e infecções em cães.

Tratamento
A aromaterapia deve ser utilizada somente após consulta com o veterinário a respeito da condição específica. Os óleos essenciais sempre devem ser diluídos em uma base oleosa (como óleo de oliva) ou uma mistura de água destilada, glicerina e vodca e jamais aplicados na forma pura. Como essas medicações são altamente concentradas e seu filhote apresenta um olfato aguçado, elas devem ser usadas com moderação, em torno de 25% de uma dose para humano adulto. Caso haja interesse em empregar a aromaterapia no tratamento de seu filhote, peça para o veterinário entrar em contato com um clínico renomado e especializado em terapias alternativas de sua região antes de iniciar qualquer tratamento em casa.

HOMEOPATIA
Como funciona
A homeopatia foi desenvolvida pelo dr. Samuel Hahnemann no início dos anos 1800 de acordo com a Lei dos Semelhantes. Baseada no princípio de expor o corpo a agentes (substâncias químicas ou toxinas naturais) para criar sintomas semelhantes à doença com necessidade de tratamento, a homeopatia concentra-se na administração de doses muito pequenas desses agentes para combater a doença. Um exemplo de tratamento homeopático utilizado em cães é o *arsenicum-album* (arsênico branco*), uma forma diluída do veneno arsênico, que causaria embotamento, ansiedade, sede, icterícia e diarréia se consumido. Quando esses sintomas são observados em um paciente canino associados com alguma outra doença, os homeopatas acreditam que a diluição homeopática de arsênico estimule a força vital do cão para reagir contra a doença e iniciar o processo de cura.

Tratamento
Ao utilizarem os produtos naturais, os homeopatas veterinários tentam reduzir a quantidade de medicamentos

* NT: Também conhecido como anídrico arsenioso ou ácido arsênico.

▼ A aromaterapia pode ser utilizada para acalmar os cães agressivos e nervosos, mas consulte o veterinário antes de tentar qualquer tratamento.

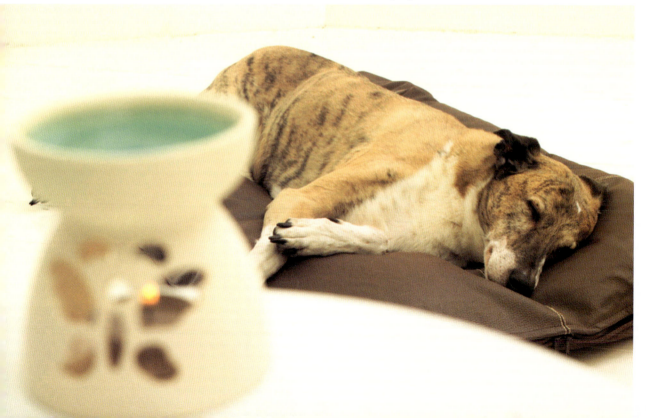

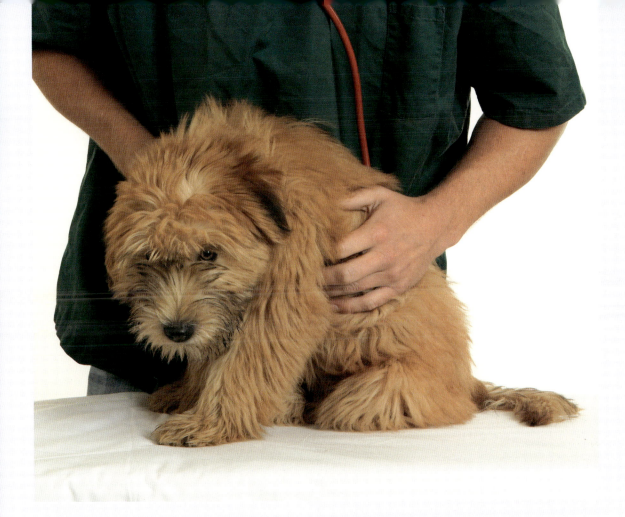

▲ Sempre dê a oportunidade de o veterinário convencional examinar seu filhote antes de explorar as medicinas alternativas.

convencionais administrados ao paciente canino, na crença de que isso estimule a resposta espontânea do sistema imunológico e a conseqüente superação de qualquer doença. Segundo os homeopatas, as alergias, irritações de pele e artrites são condições passíveis de tratamento, com controle homeopático de pulgas e carrapatos. Além do fornecimento de vacinações e dieta. Sempre discuta o potencial dos remédios homeopáticos com o veterinário e jamais interrompa os medicamentos convencionais prescritos até que o clínico e o homeopata veterinários entrem em um acordo.

A CURA PELAS MÃOS
Como funciona

A cura pelas mãos consiste em uma série de tratamentos e orientações que prometem a cura do animal. Na técnica de cura pelas mãos, a energia curadora é canalizada do técnico para o paciente pelo toque, sendo utilizada para tratar diversas indisposições ou doenças caninas. O reiki constitui o método mais popular de cura pelas mãos, defendido por especialistas em terapias alternativas, para ajudar a melhorar a saúde e o comportamento do filhote.

Reiki

Originalmente praticado no Japão, o termo "reiki" vem das palavras japonesas *rei*, que significa espírito, e *ki*, que quer dizer energia. Além de ser usado para promover o bem-estar de cães, também há relatos de que o reiki libere endorfinas no paciente canino, aliviando o estresse e favorecendo o relaxamento tanto físico como mental.

Terapia à distância

Se um paciente canino por algum motivo não puder ser tocado pelo mestre em reiki, este poderá "transmitir" o tratamento de uma distância segura. Caso haja interesse nesse tipo de terapia, tenha em mente que o reiki não é um substituto da orientação e do tratamento convencionais prescritos pelo clínico veterinário. Além disso, o reiki só deve ser aplicado com o conhecimento do veterinário.

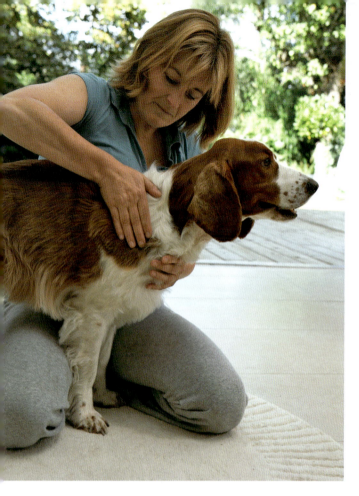

◀ Você pode aprender a fazer uma massagem relaxante em seu filhote – ele certamente irá adorar!

HIDROTERAPIA
Como funciona
A hidroterapia é uma forma de exercício, sem sustentação do peso, destinada à reabilitação de cães. O tratamento tem aumentado em popularidade e tem obtido crescente apoio por parte da comunidade veterinária. A hidroterapia é ideal para os cães com doenças articulares degenerativas, como artrite ou displasia do coxal, além de ser muito eficaz no combate à obesidade canina.

Tratamento
Os participantes são colocados em uma espécie de peitoral flutuante e depois estimulados a caminhar em uma piscina por uma equipe treinada. Os jatos de alta intensidade produzidos debaixo d'água são utilizados para criar correntezas, induzindo a esforços físicos de baixo impacto. Em alguns casos, os donos são capazes de compartilhar as experiências e os benefícios com seu próprio animal de estimação. As sessões duram em torno de 20 minutos e são relativamente baratas – em alguns casos, o custo é coberto por companhias de seguro para animais. Busque orientação sobre o estabelecimento mais próximo de sua casa junto ao centro veterinário cirúrgico de sua região.

MASSAGEM E FISIOTERAPIA
Como funcionam
Os fisioterapeutas veterinários especializados estão trabalhando em conjunto com diversos clínicos veterinários para acelerar a recuperação de cães acometidos por acidentes e lesões. Os clínicos também ensinam aos donos as técnicas de massagem que podem ser utilizadas em casa para ajudar na recuperação de seus cães após treinamento ou atividade física ou auxiliar no relaxamento. O uso dessas técnicas está cada vez mais disseminado, embora sempre se deva buscar a autorização do veterinário antes da consulta.

Tratamento
Os fisioterapeutas oferecem técnicas apropriadas de manipulação e massagem para ajudar a diminuir a dor, estimular a circulação e a drenagem linfática, relaxar os músculos, bem como para aumentar a mobilidade da articulação e a amplitude dos movimentos nos pacientes caninos. As apólices de seguro para animais de estimação com freqüência cobrem as taxas referentes à fisioterapia veterinária, pois essas técnicas comprovadamente melhoram o tempo de recuperação e reabilitação de cães traumatizados.

TERAPIA MAGNÉTICA
Como funciona
Utilizada para pacientes humanos com artralgia (dor articular), essa terapia foi adaptada para uso em cães. Comercializada para restabelecer a energia e promover o relaxamento do animal, relata-se que a terapia magnética também estimula a circulação sanguínea, atua como repelente contra parasitas e possui algum efeito antiinflamatório.

Tratamento
Os pacientes caninos utilizam uma coleira ou dormem em uma cama contendo campos magnéticos de "polaridade inversa", que os tornam mais confortáveis e auxiliam na recuperação após traumas ou cirurgias. As coleiras magnéticas para cães são vendidas por alguns veterinários como uma terapia adjuvante às medicações antiinflamatórias em casos de condições articulares, sem qualquer efeito colateral conhecido. Esse tratamento costuma ser utilizado em conjunto com a terapia convencional e deve ser administrado somente após consulta com o veterinário.

ENCANTAMENTO DE CÃES
Como funciona
Como uma técnica relativamente nova e cada vez mais popular, o encantamento de cães é uma versão de adestramento que incorpora algumas técnicas não verbais de adestramento utilizadas por encantadores de cavalos para se relacionar e interagir com os cães. A técnica utiliza a linguagem corporal dos cães em conjunto com atividades leves e comandos vocálicos suaves (tons distintos são usados para diferenciar os momentos de brincadeira e controle), evitando a ansiedade ou a confusão de um filhote em processo de aprendizagem.

Tratamento
Os donos que enfrentam problemas comportamentais com seus filhotes podem freqüentar aulas dessa modalidade de adestramento ou sessões de terapia individual. Esse método exclusivo de comunicação serve para criar um elo ou vínculo especial entre o dono e o filhote, empregando-se um reforço positivo como recompensa para os comportamentos desejáveis.

PARANORMAIS
Como atuam
Os videntes de animais (também chamados de telepatas de cães) alegam ser capazes de ajudar a compreender e corrigir problemas comportamentais caninos, obter esclarecimentos sobre problemas de saúde, determinar os gostos e as aversões do cão e até mesmo ter contato com o espírito de cães mortos. Esses profissionais lidam com a energia dos cães e usam a telepatia para entrar em contato com o animal de estimação.

Tratamento
As sessões podem ajudar os cães a se desestressarem e prepará-los para mudanças futuras nas circunstâncias de seu redor. Algumas pessoas sensitivas são capazes de dar o veredicto do estado emocional do cão por telefone, sem ter contato direto com o animal. Esses indivíduos dotados de poderes parapsicológicos são, no fundo, verdadeiros adoradores do mundo animal, exibindo uma abordagem tranqüila e confortante. Não há nenhum mal em obter a orientação dessas pessoas contanto que o veterinário tenha sido consultado. Tais pessoas utilizam apenas técnicas não invasivas que, pelo menos, são seguras e divertidas. Mesmo que nenhuma maravilha do outro mundo seja transmitida telepaticamente, só a atenção e o carinho compartilhados já terão valido a pena.

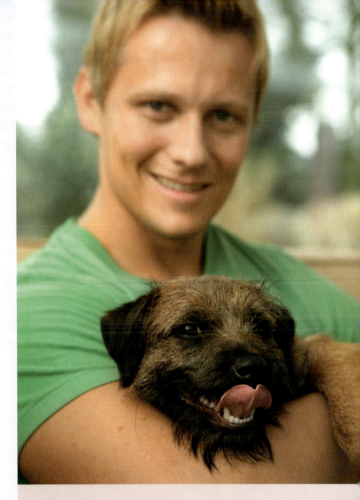

DIÁRIO DE BETTY
E vivemos felizes para sempre

Os 6 primeiros meses que Betty e eu passamos juntos foram um verdadeiro teste de paciência e uma jornada de grandes esclarecimentos. Betty tornou-se uma cadela feliz e bem-equilibrada, que, além de amar os seres humanos e outros cães, é adoravelmente doce e bem-comportada tanto dentro como fora de casa. Obviamente, ela ainda comete alguns delitos, mas continua crescendo e amadurecendo, o que me torna cada vez mais orgulhoso. Nosso amor vai além de todas as minhas expectativas.

Neste livro, desejei fazer o melhor para o seu filhote. Ainda que você possa ter cometido os mesmos erros que cometi e aprendido com eles da mesma forma que aprendi, espero que o seu filhote se torne o cão dos seus sonhos – feliz, saudável e sempre amável.

"DOENTE PRA CACHORRO"

ÍNDICE REMISSIVO

ácaros 42-3, 139
ácaros da colheita 43
acidentes 143-51
acupuntura 152
adestramento 67-72, 90
   apostasia 75
   aulas de adestramento 79, 82-4, 98
   princípios do 67
adestramento de obediência 82
adestramento doméstico *ver*
   adestramento de toalete
adestramento de toalete 32, 46-9, 63
   cuidando de seu filhote doente 142
   estratégias 77
   evacuação domiciliar indevida 127-9
   horários das refeições 27
afeição 88
afogamento 146
agressão: na adolescência 95, 96
   encontro com outros cães 77, 81
   lidando com 75, 113-17
   medo e 103, 114
água: bebida 27, 142
   afogamento 146
   hidroterapia 156
   jardim à prova de filhote 35
alimentação *ver* alimento
alimento 27-31
   cuidando de seu filhote doente 142
   proteção 114, 117
   recompensas 53
   regurgitação 141
   roubo 88
   sinais de doença 137
alimentos complementares 28
alimentos orgânicos 30
alopecia 139
anciléstomos 41
anemia 42, 140
animais de carga 52, 53, 78, 116-17
animais, socialização com outros 55
ansiedade da separação 88
anticorpos 39
apanhando o filhote 66
apartamentos, adestramento de toalete em 49
apetite, sinais de doença 137
aprendizado 52-3, 63
aquisição de um filhote 12-13, 18-19
aromaterapia 154
asfixia 146
aspirador de pó 64
audição 52

banho 61, 79
bebedouros 25
boas maneiras 118, 119
boca 23
   higiene bucal 60-61, 108
   linguagem corporal 51
   problemas 138-9
"bom cão" 72
Bordetella bronchiseptica 41, 139

brigas, brincadeira 53
brincadeiras 53-5
   brincadeiras de morder 65, 113
   brincadeiras grosseiras 53, 75, 105
brincadeiras grosseiras 53, 75, 105
brinquedos 25
   busca 55
   cabo de guerra 54
   caça ao tesouro 54-55
   mastigação 124-5, 126
busca de atenção 118, 122

cabo de guerra 54
cabrestos 26
caça ao tesouro 54-5
cadelas: escolha 12
   castração 105, 110
   cio (estro) 12, 95, 96, 106
   maturidade 106
cães: medo de outros cães 132
   encontro com outros cães 57-8, 81
cães acima do peso 30
cães de caça 14
cães de guarda 15, 17
cães de pastoreio 14-15, 107
cães de *pedigree* 12, 19, 20
cães de pêlo longo, cuidados de higiene (banho e tosa) 60
cães de raça pura 12, 19, 20
cães de rebanho 14-15
cães de trabalho 17, 107
cães de utilidade 16, 107
cães machos: adolescência 95, 96
   castração 110
   escolha 12
   maturidade 106
cães sem raça definida 12, 13, 17
cárie dentária 61, 108, 138-9
carne, crua 30
carrapatos 42-3
carros: medo de tráfego 132
   cinetose de viagem e fobia de carro 134-5
   viagem em 37, 45
casa: escolha de um filhote canino adequado 9
   à prova de filhote 32-5
castração 100, 105, 110
   escolha de um filhote canino 12
   impedimento do coito 121
   quando castrar 105, 108
cauda, linguagem corporal 50
centros assistenciais 12, 13
cera, nas orelhas 61, 92, 138
cestos 25
chiqueirinhos 25, 47, 58, 59
chocolate 29, 52, 150
choque elétrico 146
choro 64
cinetose 134-5
cinomose canina 41
cio (estro) 12, 95, 96, 106
cistite 141
ciúmes 20, 65, 77
claudicação 148-9
coito 121

coleiras 26, 123
colostro 39
comandos verbais 50, 52-3, 67, 72
comedouros e bebedouros 25
comida caseira 28
comportamento: características raciais 95, 103
   comportamentos sexuais 104-5
   de 8-11 semanas 63-5
   de 12-15 semanas 75-7
   de 16-19 semanas 87
   de 20-24 semanas 95-8
   problemas 65, 112-35
   sinais de doença 137
comportamentos sexuais 104-5, 121
comunicação: linguagem corporal 50-51, 100, 113, 114
   comandos verbais 50, 52-3, 67, 72
   gestos com as mãos 67
   postura 51
   vocalizações 49, 50, 113, 122-3
conjuntivite 138
constipação 141
convulsões 146
coração, Ressuscitação Cardiopulmonar (RCP) 146-7
corpos estranhos, nas orelhas 138
correção do ambiente 126
correntes 26
cortadores de unha 26
cozinha, à prova de filhote 33
criações de filhotes 19
criadores 12, 18, 19
crianças: escolha de um cão 21
   ciúmes de irmãos 65
   encontro com crianças 58-9
   cuidados de higiene (banho e tosa) 60-61, 108
   equipamentos 26
cuidados de saúde 36-43
cuidando de seu filhote doente 142
cura, pelas mãos 155
custos 9, 37

dentes: dentes decíduos 60, 92, 124, 138
   brincadeiras grosseiras 53, 75
   dentição 79, 124
   limpeza 60-61
   linguagem corporal 51
   problemas 138-9
   rações secas 28
desmame 65
dessensibilização, superando medos 131
destrutividade 76-7, 88
diarréia 27, 67, 79, 140
dieta *ver* alimento
dietas balanceadas 28
dietas de filhotes 31
dietas vegetarianas 30
dificuldades respiratórias 146
disciplina: dia-a-dia 89, 98, 105
   adestramento de toalete 48
distúrbios urinários 141
doença 19, 136-42

doenças 12, 19, 20
    ver também vacinações
doenças hereditárias 12, 19, 20
doenças virais 39-40
dominância 104, 113, 121
drogas 135, 142
drogas ansiolíticas (contra a ansiedade) 135

emergências 143-51
emoções, linguagem corporal 50-51
endogamia 12, 20
enfado, e latido 122
engradados 25, 46, 47, 58, 59
equipamentos 25-6
escaldaduras 145
escolha de um filhote 9-13, 22-3
escovas 26
escovas-de-dente 61
especialistas em comportamento animal 117
estranhos: medo de 132
    encontro 81
estro (cio) 12, 95, 96, 106
etiquetas de identidade 26
    microchips 43, 67, 79
evacuação domiciliar indevida 127-9
exploração 63, 124
exposições de cães 12, 18
extremos de temperatura 149

feridas 144-5
feromônio apaziguador de cães 46, 133
fezes: constipação 141
    diarréia 140
    ver também adestramento de toalete
filhotes: trazendo para casa 44-61
    encontro 18-19
    escolha 9-13, 22-3
    preparo 24-35
fisioterapia 156
fogo, emergências 145
fraturas 149
frio, hipotermia 149
frustração, e latido, 122

gaiolas de transporte 37, 45
ganho de peso 92, 103, 104, 110
ganido 45, 46, 49
garras ver unhas
gatos 20, 55, 56-7, 77
genética, doenças hereditárias 20
gengivas 23, 138
gestos com as mãos 67
grupos de filhotes 38-9, 66, 132
guias 26
    deixar o filhote sem a guia 90
    passear com uma guia 69

habituação 56
    ao aspirador de pó 64
    superando medos 130, 131
hepatite, infecciosa canina 41
hidroterapia 156

higiene 19
higiene bucal 60-61, 108
hipertermia 149
hipotermia 149
homeopatia 133, 135, 154-5
hormônios: na adolescência 95, 96, 103
    ferormônio canino 46, 133
    tapete de adestramento 47

infecções uterinas 110
inquietação excessiva 118-20
insolação 149
intolerância à lactose 65
intoxicação 150

jardins: à prova de filhote 35
    adestramento de toalete 48, 77, 129
jogo de busca 55
jogos 54-5

Kennel Club 12, 18
kongs 54

latido 49, 76-7, 88, 122-3
leito 25
leptospirose 41
levando o filhote para casa 45-6
linguagem corporal 50-51, 100, 113, 114

marcação olfativa 95, 96, 106
massagem 156
mastigação 25, 65, 88, 103, 124-6
maturidade 106-7
    sexual 95-6, 98, 103
maturidade sexual 95-96, 98, 103
medicamentos 142
medos: na adolescência 103
    agressão relacionada ao medo 103, 114
    apanhar o filhote canino 63, 64
    brincadeira e 63
    cinetose de viagem e fobia de carro 134-5
    de estranhos 132
    de outros cães 132
    de tráfego 132
    dessensibilização do filhote canino 63, 64
    de veterinários 38
    e latido 122
    e mordida 113
    lidando com 130-33
    de 16-19 semanas 87, 88
mestiços 12, 17
micção ver adestramento de toalete
microchips 43, 67, 79
minerais 27, 28
mordida: lidando com 113-17
    feridas 145
    mordida de brincadeira 53, 65, 75, 113

"não" 72
nematódeos 40

nervosismo 130-33
nutrição ver alimento

obesidade 30
objetos mastigáveis 28, 30, 125, 126
óleos essenciais, aromaterapia 154
olfato, sentido do 52
olhos 23
    contato com os olhos 50, 81
    problemas 138
    visão 52
orelhas 23
    audição 52
    corpos estranhos nas 79
    limpeza 61, 92, 138
    linguagem corporal 51
    problemas 138
ossos: mastigação 30
    fraturas 148-9

paladar, sentido do 52
palmada 89
palpação, sentido da 52
parado! 71
parainfluenza, canina 41
paranormais 157
parasitas 30, 40-43, 108
parques 80, 88, 91, 132
parvovírus 41
passaportes de animais de estimação 79, 92
passeios: primeiro passeio 80
    adestramento com coleira 69
    deixar o filhote sem coleira 90
patas ver pés
peitorais 26, 37
pelagem: pelagem do adulto 104
    banho 61
    contaminação 150
    cuidados de higiene (banho e tosa) 60, 108
    perda de pêlo 139
pêlo 23
pêlo pruriginoso 139
pêlo ver pelagem
perda de pêlo 139
perda de peso 27
período de vida 9
personalidade, avaliação 83, 97
pés 23
    claudicação 148-9
    corpos estranhos nos 79
pet shops 12
petiscos 28, 30, 54-5
picadas, inseto 148
piolhos 42-3
piometra 110
plantas, segurança 35, 150
plantas, tóxicas 150
portas para bebês 26, 32, 58
postura 51
postura de brincadeira 51
primeiros-socorros 108, 143-51
proteção do território 122, 123
psíquica 157
punição: para saltos 120

palmada 89
para evacuação domiciliar indevida 127, 128

queimaduras, primeiros-socorros 145

raças: características comportamentais 95, 103
dietas específicas para as raças 31
e mastigação 124
e personalidade 87
escolha de um cão 12, 13-17, 21
maturidade 106-7
nervosismo 130
taxas de crescimento 103
raças toy 15, 107
rações comerciais 28
rações secas 28
rações úmidas 28
raiva 41, 79, 92
recompensas 53
adestramento de toalete 47, 48
regurgitação, alimento 141
reiki 155
ressuscitação 146-7
Ressuscitação Cardiopulmonar (RCP) 146-7
Ressuscitação com Ar Expirado (RAE) 146-7
retalhos caninos 32
rosnar 49, 76-7

sala-de-estar, à prova de filhote 34
salto 78, 118-20
sangramento, primeiros-socorros 144
saudações, inquietação excessiva 118-20

secreções, oculares 138
segurança: e mastigação 124
casa à prova de filhote 32-5
emergências 143
primeiros-socorros 143-51
seguro 59, 67
senta! 70
sentidos 52
sobrancelhas, linguagem corporal 51
socialização 55, 63, 64
aulas de adestramento 84
consulta com o veterinário 38
e latido 122
grupos de filhotes 38-9, 66, 132
prevenção da agressão 114
superando medos 130, 131
sono 45-6
sorriso 51
suplementos 28
sussurros 157

tapetes de adestramento 79, 82-4, 98
temperatura corporal 137
temperatura, sinais de doença 137
tênias 40, 42
terapia à distância 155
terapia de aversão 84
terapia magnética 156
terapias alternativas 133, 135, 152-7
terriers 16
território, proteção 122, 123
testes sanguíneos 92
testosterona 121
tosse 139
tosse dos canis 139
tráfego, medo de 132
tratamentos contra pulga 42
de 8-11 semanas 66

de 12-15 semanas 79
de 16-19 semanas 92
de 20-24 semanas 100
dos 6 meses em diante 108
tricúris 41

uivos 52
umbigo 23
unhas 23
corte 26, 60, 92

vacinações 39-40, 41
primeiras vacinações 19, 66
raiva 41, 79, 92
vacinações de reforço 66, 108
vacinações de reforço 66, 108
vem! 68
vermifugação 40-41
de 8-11 semanas 66
de 12-15 semanas 79
de 16-19 semanas 92
de 20-24 semanas 100
dos 6 meses em diante 108
pelo criador 19
veterinários 36-43
check-ups 108
plano de saúde 59, 67
primeira consulta ao 37, 66
viagem 37, 45
visão 52
vitaminas 27, 28
vocalizações 49, 50, 113, 122-3
vômito 141

xampus 61

yoga 152-3
yoga para cães 152-3

AGRADECIMENTOS

Designer Maggie Town, One2Six Creative
Pesquisa de imagem Jennifer Veall
Ilustrações Peter Liddiard, Sudden Impact Media

Outras fotografias
Ardea/John Daniels 13, 42 abaixo à direita
Corbis UK Ltd/George D. Lepp 42 no centro à direita
Dr. Scott Miller 83
Octopus Publishing Group Limited/Steve Gorton 23, 50-51 centro, 107 centro, 121; /Ray Moller 15 acima à esquerda, 107 acima à direita; /Angus Murray 14 acima à esquerda, 14 centro à direita, 15 centro à direita, 15 abaixo à esquerda, 16 acima, 16 abaixo, 17 acima, 98, 106, 107 acima à esquerda, 107 abaixo à direita, 107 abaixo à esquerda; /Russell Sadur 1-157, 21, 58, 60 acima, 90 acima, 154, 156
Science Photo Library/ Eye of Science 41 centro; /Eric Grave 41 abaixo

Agradecimentos do autor:
Primeiramente, gostaria de agradecer à minha família, sobretudo aos meus pais, Muriel e John, por financiarem minha formação acadêmica e apoiarem meu interesse em me tornar veterinário e escritor.

Gostaria de agradecer a todos da Hamlyn, particularmente a Trevor Davies por me conceder a oportunidade de escrever este livro e a Fiona Robertson por torná-lo tão fabuloso.

Meu especial agradecimento vai para o programa *This Morning*, especialmente à editora Anya Francis e ao produtor executivo Shu Richmond da ITV, pelo apoio em minha jornada na televisão desde um clínico até um veterinário da telinha.

Agradeço à minha agente, Sue Ayton, por minha introdução inicial na mídia e ajuda na realização dos meus sonhos. Agradeço também a todos os meus colegas do Reino Unido, clientes e espectadores que sempre me apoiaram neste país, na minha carreira de veterinário e na TV e, claro, na elaboração deste livro.

Por fim, gostaria de agradecer à Betty, cuja exuberante exploração do mundo, sede por conhecimento, entusiasmo e amor à vida me lembram todos os dias como devemos viver nossas vidas.